아로니아 자연치유 시리즈 01_호전반응

# 아로니아 자연치유 시리즈 01_호전반응

| | |
|---|---|
| 초판 발행 | 2012년 3월 10일 |
| 지은이 | 장봉근 |
| 출판등록 | 제2010-3210000-213773호 |
| 펴낸곳 | JBK자연의학연구소 |
| | www.JBKNMC.org |
| | 02-3462-1192 |
| 인쇄 | (주)팬다콤프로세스 |

ⓒ 장봉근 JBK자연의학연구소 2012
ISBN 978-89-966977-2-5
　　　978-89-966977-4-9(세트)

책 값은 뒷표지에 있습니다.

아로니아 자연치유 시리즈

## 01

# 호전반응

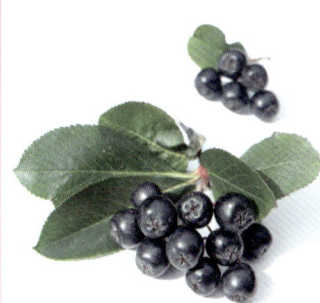

# Introduction
# 호전반응

## 아프니까 회춘(回春)이다

"아프니까 청춘이다"라는 말이 요즘 유행이다. 젊음이 아픔으로 가득차 있다는 의미가 아니다. 이 말은 아픔을 느낄 수 있는 사람만이 진정한 젊은이라는 의미다. 나이가 젊어도 아픔을 느낄 수 없다면 살아있는 젊은이가 아닌 죽은 젊은이인 것이며, 늙었어도 아픔을 느낄 수 있다면 영원한 젊은이인 것이다.

건강도 마찬가지다. 아픔은 살아있고 젊다는 증거이며 치유의 다른 표현이다. 즉 통증이란 손상된 몸을 자연치유력으로 회복시키는 과정에서 나타나는 증상이지 병의 원인이 아니다. 따라서 회복되고 있는 과정, 즉 통증을 어떻게 바라보느냐에 따라 다른 약을 처방할 것이다.

현대의학은 통증을 병으로 파악해서 통증을 억제하기 위한 진통약을 줄 것이다. 자연의학은 통증을 단순한 증상으로 파악하여 통증의 원인을 제거하는 자연치유약을 줄 것이다.

자연의학에서 처방하는 자연요법으로 통증의 원인을 제거하는 과정에서 나타나는 반응을 호전반응, 치유반응 또는 명현반응이라고 한다. 호전반응의 대표적인 3대 반응으로 통증, 발열, 부종현상이 있다.

하나의 세포에서 100조개의 세포로 성장하여 100살까지 살아가는 동안 우리가 느끼든 못 느끼든간에 매 순간 호전반응, 즉 치유반응이 일어나고 있다. 치유과정에서 통증을 강하게 느끼는 사람도 있고 거의 못 느끼는 사람도 있다. 통증을 못 느끼는 사람은 드물지만, 통증신경이 발달되지 못해 나타나는 경우도 간혹 있다. 자연치유력이 저하되어 치유반응이 약하게 일어나는 사람은 호전반응도 거의 나타나지 않는다. 드물게 생명력이 바닥난 경우 치유반응 자체가 일어나지 않는 경우도 있다.

스트레스와 독소가 많아지면 혈관이 수축되고 암과 염증 등의 질병세포가 발생한다. 이때 건강한 사람은 즉시 자연치유력이 발동하여 혈관이 확장되고 질병세포를 제거한다. 우리 몸에서 매일매일 일어나는 자연치유반응이다.

하지만 이런 자연치유 과정에서, 즉 혈관이 확장되고 질병세포가 제거되는 과정에서 아프고 열나고 붓거나 가려운 증상이 나타난다. 이런 현상을 호전반응이라고 한다. 젊고 건강한 사람일수록 호전반응이 강하고 신속하게 일어나기 때문에 몸이 신속하게 회복되는 것이다. 하지만 늙고 약해지면 호전반응이 천천히 일어나기 때문에 회복시간이 길어진다.

이럴 때 자연요법을 실시해서 자연치유력을 증가시키면 호전반응은 강렬하고 고통스럽게 일어나지만 질병세포를 순식간에 없앨 수 있는 것이다.

살다가 아프고 열나고 붓고 가렵다면 그건 병이 아니라 건강해질 수 있는 절호의 치유 기회이므로 약으로 억제하지 말고 자연요법으로 자연치유력을 더 강화시키면 호전반응이 신속하게 종결될 것이다. 반대로 약으로 억제하면 병을 더 키워 암을 비롯한 만성질환이 된다는 것을 명심하자.

강력한 자연치유물질인 아로니아 C3G를 섭취한 후 이 책에 소개되는 다양한 호전반응들을 경험할 것이다. 각각의 체질에 따라 한 달 이상 지속되는 경우도 간혹 있지만, 거의 대부분 일주일 내에 호전반응은 종결될 것이다. 특히 만성질환으로 약물을 장기간 복용한 경우나 항암제치료를 여러 번 받은 경우 호전반응은 더욱 강렬하고 오랫동안 나타날 것이다. 만성독소가 완전히 해독되고 장기간의 약물로 손상된 만성질병세포가 말끔하게 제거되면 호전반응은 깨끗하게 사라진다. 호전반응이 나타난다는 것은 질병이 치유되는 반응이니 두려워하지 말고 감사한 마음으로 종료될 때까지 인내심을 가지고 긍정적으로 받아들이자.

태어난 인간은 언젠가는 죽지만 죽기 위해 사는 사람은 아무도 없듯이 우리 몸도 더 살기 위해 반응하는 것은 매우 자연스러운 것이다. 몸에서 일어나는 모든 반응은 내 몸을 살리고자 하는 호전반응, 즉 자연치유반응인 것이다. 그 어떤 반응도 함부로 약으로 억제하지 말고 적절한 자연요법을 실시하면서 스스로 사라질 때까지 기다리는 것이 좋다.

# Contents

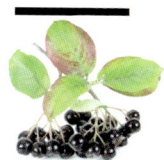

1. 현대의학과 자연의학 08
2. 현대의학의 감춰진 진실 11
3. 질병발생과 자연치유 19
4. 자연치유력과 자연치유물질 24
5. 호전반응 33
6. 단계별 호전반응 37
7. 호전반응을 유도하는 자연요법 40
8. 호전반응의 대표적 증상 48
9. 질병별 호전반응 55
10. 호전반응을 막는 대증요법제 84
11. 호전반응에 대한 궁금증 Q&A 89
12. 호전반응과 자연치유 사례 98

## 1. 현대의학과 자연의학

20세기 초 개발된 페니실린과 마취약은 현대의학을 이끈 쌍두마차다. 곰팡이 분비물에서 최초로 발견된 페니실린은 세균을 죽이는 물질로써 100여년 전 상하수도가 분리되지 않았던 시절과 전쟁상황에서는 급성 세균성질환에 매우 효과적인 약물이었지만, 위생상태가 좋아지고 전쟁이 없는 현 시점에서는 거의 불필요한 약물이 되었다. 그리고 모든 수술을 가능하게 만든 마취제의 개발은 수술요법을 포함한 대증요법의 비약적인 발전을 가능하게 만들었다.

항생제로 세균을 죽이고 수술로 혹을 떼어내며, 혈압강하제·혈당강하제로 혈압과 혈당을 내리고, 진통해열소염제로 통증·발열·염증을 억제하는 식의 증상만을 치료하는 대증요법은 원인이 아닌 표면에 나타난 증상에 매달려 결국 암을 비롯한 수많은 만성질환을 야기하는 엄청난 부작용을 낳게 되었다.

자연의학이란 용어는 19세기에 처음 사용되었지만 이미 수천 년

**현대의학과 자연의학의 차이**

| 현대의학 | 자연의학 |
|---|---|
| 인체는 기계다 | 인체는 소우주다 |
| 마음과 육체는 별개다 | 마음과 육체는 나눌 수 없다 |
| 질병의 원인은 주로 외부에 존재한다 | 질병의 원인은 주로 내부에 존재한다 |
| 증상을 중심으로 치료한다 | 원인을 중심으로 치료한다 |
| 인체를 분석하고 세분화한다 | 인체의 통합과 조화를 중시한다 |
| 약물과 수술에 초점을 둔다 | 식이요법과 생활습관에 초점을 둔다 |
| 객관적 정보를 중시한다(차트, 통계 등) | 주관적 정보를 중시한다(식욕, 기분 등) |
| 고전물리학과 분자생물학을 바탕으로 한다 | 양자물리학과 생물학을 바탕으로 한다 |
| 확실성이론을 중시한다 | 가능성이론을 중시한다 |
| 건강검진을 통해서 건강을 파악한다 | 육체, 마음, 감정, 환경의 상호관련성을 통해서 건강을 파악한다 |
| 합성의약품을 주로 사용한다 | 영양보충제와 약용식물을 주로 선택한다 |
| 병원은 전지전능한 지위를 갖는다 | 병원은 치유 과정의 파트너이다 |
| 치유의 주체는 의사와 약물이다 | 치유의 주체는 환자와 자연치유력이다 |
| 질병은 惡이다 | 질병은 善이다 |

전부터 중국, 인도, 한국, 그리스 등 동서양의 많은 나라에서 행하여 온 치유의 지혜를 모은 학문이다.

 20C 수술요법과 대증요법제의 비약적인 발달로 인하여 현대의학은 주류로 자리잡았지만, 전통적인 자연의학은 비주류의학으로 취급받게 되었다. 하지만 현대의학이 인간 본래의 자연치유력을 무시하고 무차별적인 수술요법과 대증요법제를 남발하면서 면역력 약화, 약물내성, 슈퍼박테리아 출현 등의 수많은 부작용을 낳았고, 특히 스트레스와 독소로 자연치유력이 저하되어 발병하는 암과 만성 난

치성질환에는 대증요법의 한계점을 분명하게 드러내고 있는 현 시점에서 자연요법으로 자연치유력을 키워 질병을 예방하고 치유하는 자연의학이 점점 확산되고 있다.

자연의학의 목적은 환자 개인에게 맞는 자연요법을 통해 자연치유력을 끌어올려 질병의 원인이 되는 질병세포와 독소를 제거하고 건강한 세포를 만들어 환자의 생명력을 정상으로 끌어올리는데 있다.

## 2. 현대의학의 감춰진 진실

현대의학의 건강검진과 약물요법, 그리고 수술요법 등은 치유력을 저하시키고 치유반응을 강력하게 억제하여 암을 비롯한 심각한 난치성 만성질환을 유발하는 주요한 원인이 되고 있다.

① 건강검진

병의 증상이 없다면 건강검진을 위해서 병원에 갈 필요가 없다. 건강검진은 효용성이 없고 위험한 검사의 연속이기 때문이다.

설사 일부 증상이 나타난다 하더라도 건강검진을 가급적 피하면 좋다. 왜냐하면 검진 과정에서 받는 스트레스와 독소로 인하여 더 큰 질병에 걸릴 수 있기 때문이다. 몸이 아플 경우 건강검진보다는 자연요법을 실시함으로써 대부분 자연치유가 가능하다.

② 유도분만과 제왕절개

신생아의 면역기능과 호흡기능이 정상적으로 가동되기 위해서는 제왕절개가 아닌 자연분만을 통해서 낳아야 한다. 병원 대신 집에서, 의사 대신 경험이 많은 조산사의 도움을 받아서 자연분만하는 것이 태아와 산모에게 가장 안전한 방법이다.

신생아가 아직 나올 준비가 안된 상태에서 태아감시장치와 유도분만제를 투여하면 모니터에 태아가 비정상적으로 움직이게 된다. 이 시점에서 질을 통한 자연분만을 포기시키고 절왕절개를 권유한다.

절왕절개로 태어난 신생아는 초자막증이라고 하는 치명적인 중증폐질환이 나타날 위험이 높다. 초자막증은 미숙아에게만 볼 수 있었던 병으로 정상적인 자연분만을 할 경우 나타나지 않는다.

자연출산에서는 태아가 산도를 지나는 동안 자궁수축작용에 의해 흉부와 폐를 조여주게 되고, 그리하여 폐에 고인 체액과 분비물은 기관지를 통해 입으로 나오게 된다. 그러나 제왕절개로 태어난 아이의 경우 이러한 일련의 과정이 생략되어 분비물이 배출되지 못하고 호흡곤란을 동반한 초자막증이 나타나게 된다.

③ 감기약

감기에 걸리면 감기약을 처방해주는 병원과 감기약을 파는 약국에 가지 말아야 한다. 병원과 약국에서 감기약으로 처방판매되는 항생제와 진통소염제는 감기나 인플루엔자에 아무 효과가 없으며, 오히려 면역력이 약한 노약자들에게는 치명적인 독소로 작용하여 소중한 생명을 앗아갈 수 있다.

④ 항생제

40년 전에는 뇌막염과 폐렴 등의 세균성질환이 많았지만 현재는 위생환경이 좋아져 세균성질환이 거의 사라졌다. 즉 극약인 항생제를 사용할 필요가 없는 것이다. 항생제의 남용은 발진·심장마비·발한·의식불명·혈정저하·부정맥 등의 과민성쇼크를 유발시킬 뿐만 아니라 장에 있는 유익한 세균을 죽여 면역력을 떨어뜨리고 항생제를 이기는 슈퍼박테리아를 출현시켜 우리의 생명을 위협하고 있다.

근본적으로 항생제는 감기바이러스와 인플루엔자를 죽이지 못하며 폐렴과 뇌염 등의 2차 합병증을 예방하는 효과가 없고, 호흡기관에 존재하는 병원균의 수를 감소시킬 수 없으므로 어떤 목적으로든 사용해서는 안된다.

젖먹이 유아가 항생제를 필요로 할 확률이 10만분의 1도 되지 않는데도 항생제를 계속 투약하고 있는 것이다.


⑤ 스테로이드제

스테로이드제는 극도의 부신기능저하, 뇌하수체의 기능 저하, 홍반성낭창, 궤양성대장염, 림프종 등의 급성중증질환에만 국한되어 일시적으로 사용되는 극약이지만 최근에는 피부염, 발진, 여드름, 비염, 천식, 알레르기 등의 가벼운 피부호흡기질환에도 극약인 스테로이드제가 대량 장기간 투약되고 있는 실정이다.

스테로이드를 장기간 복용할 경우 고혈압, 근력저하, 소화기궤양, 외상의 치유능력 저하, 발한, 어지럼증, 경련, 생리불순, 발육장애, 정신장애, 녹내장, 당뇨병 등의 심각한 부작용이 나타난다.

⑥ 경구용피임약과 에스트로겐

경구용피임약과 에스트로겐를 복용할 경우 심근경색과 담낭암, 그리고 자궁암의 발병률을 5~12배까지 높이는 것으로 확인되었다.

에스트로겐이 젊음을 유지시키고 갱년기를 치료하며 심장병과 골다공증을 예방할 목적으로 투여되고 있으나, 임상 결과 그 효과가 거의 없으며 오히려 다양한 암과 만성질환을 유발하는 것으로 보고되고 있다.

갱년기는 스트레스와 독소가 축적된 결과로써 나타나는 호전반응이므로 자연요법을 통해서 축적된 독소를 신속하게 제거함으로써 갱년기를 극복할 수 있다.

⑦ 혈압강하제

스트레스를 받으면 혈관이 수축되어 당연히 혈압이 올라간다. 일시적으로 상승된 혈압을 장기간 약으로 억제할 경우 발진, 수명, 어지러움증, 근육경련, 혈관염증, 피부통증, 관절염, 정신장애, 의식장애, 집중력 저하, 경련, 메스꺼움, 성욕감퇴, 성적불능, 우울증 등의 심각한 부작용이 발생한다.

이때 혈압을 떨어뜨리는 혈압강하제 대신 긴장상태를 풀고 스트레스를 해소시키는 자연요법을 1주일 정도 실시하면 대부분의 혈압은 정상화된다.

⑧ ADHD 과잉행동증후군

병원에서는 고분고분 말을 잘 듣지 않는 아이들을 주의결함이나 뇌기능장애를 가진 ADHD 환자로 진단하여 본래 중증 정신질환자의 치료에 사용하는 행동을 억제하는 약을 투약한다.

건강한 아이들은 주의력이 산만하고 말을 잘 듣지 않는 경향이 있다. 이런 자연스런 생리적 현상을 병으로 몰아붙여 뇌신경을 억제하는 약으로 말 잘듣는 좀비를 만드는 것이다.

이 약은 성장방해, 고혈압, 불면증, 신경과민, 자살 등의 심각한 부작용을 초래한다. ADHD환자는 대부분 저체온증을 가진 가공식품을 좋아하는 아이들이 많다. 적절한 자연요법으로 체온을 올리고 가공식품으로 축적된 독소를 제거함으로써 ADHD의 완전치유가 가능하다.

⑨ 혈당강하제와 인슐린

약과 인슐린으로 혈당은 조절할 수 있지만 합병증은 예방할 수 없다. 혈당강하제를 복용하는 동안 사망한 당뇨환자들은 대부분 심근경색으로 사망했으며, 인슐린은 당뇨환자들의 실명과 다양한 합병증을 유발하는 물질로 밝혀지고 있는 합성호르몬이다.

적절한 자연요법을 실시한다면 혈당조절은 물론, 망막증과 족부괴사, 그리고 신부전 등 다양한 당뇨합병증의 예방 및 완전치유가 가능하다.

⑩ 청진기와 심전도측정계

청진기에서 들을 수 있는 심장 잡음은 어린이 심장의 맥박에 잡음이 섞이는 현상으로 6살 이전에 대부분 사라진다. 건강한 아이들의 약 40%에서 나타나는 일반적인 건강한 증상이지만, 일단 의사로부터 부모에게 알려지는 순간 아무 것도 모르는 당황한 부모는 아이에게 불필요한 심전도검사와 흉부엑스레이, 그리고 심장병 검사를 받게 한 후 운동을 제한시키고 과다한 영양을 섭취하게 한 결과 비만이 되고 정말로 심장병이 생기게 한다. 결국 청진기가 심장병을 만드는 것이다.

또한 심장전문의가 심장병을 진단할 때 사용하는 심전도측정진단의 약 75%가 오진의 가능성이 매우 높다는 검사 결과가 나온 것은 매우 충격적이다. 심전도검사는 신뢰할 수 없는 검사방법이다. 건강한 사람도 검사 당시의 스트레스 상황과 시간대 등 심장 자체 이외의 많은 요인에 의해 심전도는 큰 편차로 변할 수 있다.

뇌종양과 간질을 검사하는 뇌파검사도 마찬가지로 한계가 있다. 마네킹의 머리에 젤리를 넣어 뇌파계를 접속시켰더니 '살아있다'라는 결과가 나왔다고 한다. 연구결과 간질환자의 20%가 뇌파도에 전혀 문제가 없는 반면, 정상인의 20% 이상을 나타냈다는 보고가 있다.

⑪ 불필요한 수술

현대의학의 가장 큰 문제는 합성약의 오남용과 더불어 불필요한 수술이 지나치게 행해지고 있다는 것이다. 20세기 가장 위대한 과학의 업적으로 평가받는 페니실린과 스테로이드는 심각한 의약품 남용의 선두주자가 되었고, 살아있는 몸을 칼로 갈라 떼어버리는 적출수술은 마취약의 개발과 더불어 비약적인 발달을 하게 되었다. 그리고 마침내 현대의학의 중심에 서게 되었다.

아래는 불필요한 수술이 가장 빈번하게 행해지는 대표적인 수술들이다. 이 수술의 대부분은 자연요법으로 대체가 가능한, 즉 수술하지 않고 자연치유가 가능한 수술들이다. 다만 응급상황에서는 수술을 고려할 수 있다.

- 편도수술
- 유아탈장수술
- 맹장수술
- 관상동맥바이패스수술
- 자궁적출수술
- 암수술
- 갑상선수술
- 안구사시수술

⑫ 종합병원

병원내 감염발생률과 검사나 투약 시에 사고 발생률이 가장 높은 곳이 종합병원이다.

의과 대학생이나 수련의들에게 현대의학을 가르키는 곳으로 환자가 실험의 도구로 이용될 가능성이 가장 높다. "병원은 노인과 아이들에게 세상에서 최악의 장소이다"라는 말처럼 병원에서 주는 스트레스와 감염독소는 면역체계가 약한 노인과 어린이들에게는 치명적인 발병 원인이 될 수 있다.

⑬ 예방접종

현재 실시되는 대부분의 예방접종은 무의미하며 매우 위험하기 그지 없다. 특히 디프테리아·백일해·유행성이하선염·홍역·풍진·폴리오 등의 백신은 그 유효성에 대한 확증이 없으므로 유소아에게 투여해선 안될 것이며, 인플루엔자·신종플루·조류독감 등 백신은 생명을 앗아갈 수 있을 정도로 강한 독성을 가지고 있을 뿐만 아니라 그 해 유행하는 인플루엔자가 접종한 백신과 동일할 확률은 거의 없기 때문에 면역력이 저하된 노약자와 만성질환 환자들에게 절대 접종해서는 안된다. 해마다 수만 명의 노약자가 예방접종의 부작용으로 사망하고 있다.

## 3. 질병발생과 자연치유

<u>3-1. 질병의 발생원인</u>

모든 질병은 강력한 스트레스와 독소가 원인이 되어 발생한다.

A. 스트레스

스트레스는 사람에 따라 반응편차가 심하며 매우 상대적이다. 인체의 생명을 위협하는 강력한 스트레스는 신체 내에서 치명적인 내독소인 활성산소·산화독소를 유발시켜 질병을 유발시킨다.

질병을 유발하는 스트레스는 크게 정신적 육체적 환경적 스트레스로 분류할 수 있다.

① 정신적 스트레스 : 이혼, 사망, 파탄, 고민, 공포, 초조, 갈등, 분노, 외로움

이혼이나 가족의 사망과 같이 충격이 매우 큰 스트레스는 바로

치명적인 질병세포를 만들 수 있다.

② 육체적 스트레스 : 과로, 야근, 과식, 과도한 운동, 과도한 산행

食식이란 한자는 인간을 좋게 한다는 뜻이며, 癌암이란 글자는 음식을 산처럼 많이 먹으면 암이 된다는 의미다. 아무리 좋은 음식이라도 과식하면 몸 안에서 강력한 독소인 유해산소가 대량 발생되어 질병이 발생한다. 또한 야근을 자주하는 직장인이나 운동선수들에게서도 질병 발생률이 매우 높게 나타나고 있는데, 그 이유는 과식과 마찬가지로 야근할 때와 운동할 때도 유해산소가 대량 발생하기 때문이다.

③ 환경적 스트레스 : 핸드폰, 노트북, 컴퓨터, 수맥, 방사선, 자외선

방사선은 정상세포의 세포막과 핵을 손상시켜 암을 비롯한 다양한 난치성 만성질환을 유발한다. WHO세계보건기구의 IARC국제암연구소는 휴대전화에서 방출되는 방사선은 전자레인지에서 방출되는 방사선과 동일한 방식으로 뇌세포를 조리하여 종양을 유발시키는 발암물질이므로 어린이와 청소년은 휴대전화를 절대 사용하지 말라고 권고하고 있다.

B. 독소

질병을 유발하는 발암독소는 중금속, 간 유독물질, 미생물독소, 단백분해산물 등이 있다.

① 중금속 : 수은, 납, 카드뮴, 비소

자동차 배기가스, 반도체 생산공장, 시멘트 생산공장, 정유화학공장, 타이어 생산공장에서 중금속 대량 배출되며 참치, 상어, 돌고래, 고등어, 연어, 게, 가재 등의 어류에서도 중금속이 대량 발견된다. 중금속은 인체에 흡수되어 질병을 유발하는 대량의 치명적인 유해산소를 발생시킨다.

② 간 유독물질 : 약물, 농약, 알코올, 흡연, 식품첨가물, 과산화지질

간 유독물질이란 주로 간이 해독하는 독소들을 말한다. 이 독소들이 과다하면 간에서 해독할 수 없는 독소들이 혈류를 타고 돌아다니면서 온 조직을 파괴시켜 질병을 유발한다.

③ 미생물독소 : 유해균, 유해균 분비물

유해한 세균이나 곰팡이, 유해균이 만든 독소를 말한다. 부정적인 생각이나 지나친 육류의 섭취는 유해균과 독소를 대량 생성시킨다. 소화관에서 생긴 미생물독소는 장점막을 직접 손상시키거나 혈관에 흡수되어 암, 간질환, 크론병, 궤양성대장염, 갑상선질환, 건선, 홍반성루프스, 췌장염, 알레르기, 천식, 면역질환 등을 유발한다.

④ 단백분해산물 : 요산, 황화수소, 페놀, 인돌, 스카톨, 암모니아

육류나 우유 등의 단백질을 과다하게 섭취할 경우 소장에서 완전소화되지 못하고 대장에서 부패되어 대장암과 신장암, 그리고 자가면역질환 등을 유발하는 치명적인 독소를 발생시킨다.

## 3-2. 질병의 자연치유

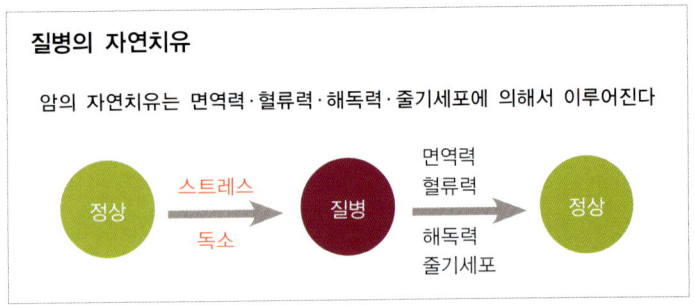

스트레스와 독소에 의해서 세포가 손상되고 복구되는 과정에서 매일 100만개의 암세포와 10억개의 염증세포 그리고 3000억개의 죽은 세포가 발생하고 있다.

정상적인 자연치유력을 보유한 사람은 매일 새벽 2~4시 사이에 암과 염증, 그리고 죽은 세포를 제거하는 면역림프구인 NKT세포·NK세포와 면역효소계가 활성화하여 전날 생긴 암세포와 염증세포, 그리고 죽은 세포를 완벽하게 제거하고, MAPC다능성체줄기세포가 활성화되어 새로운 정상세포를 공급함으로써 손상된 세포의 자연치유가 완성된다.

반면, 지속적인 스트레스와 독소로 자연치유력이 저하되어 암세

포와 염증세포가 완전하게 제거되지 못하면 질병세포가 기하급수적으로 성장해서 질병에 걸리게 된다. 염증은 모든 질병의 첫 단계라고 볼 수 있다. 자연요법을 통해서 인체 고유의 회복력인 자연치유력을 끌어올리면 어떤 병이라도 순식간에 사라질 수 있다.

## 4. 자연치유력과 자연치유물질

### 4-1. 자연치유력

자연치유력은 우리 몸을 지키는 최고의 주치의다. 이 주치의는 면역력·혈류력·해독력·복구력이라는 4가지의 강력한 자연의 힘을 가지고 우리 몸을 훌륭하게 지켜낸다. 자연치유력이 강하면 고통 자체도 없다.

하지만 자연치유력이 약해지면 지속적인 고통이 따른다. 고통으로부터 근본적으로 벗어나고자 한다면 일시적으로 증상을 억제하는 대증요법제를 사용하지 말고 자연치유력을 상승시켜 근본적으로 원인을 제거하는 자연요법제를 복용해야 할 것이다.

적절한 자연치유물질을 복용함으로써 자연치유력이 상승되고 질병세포가 제거되는 과정에서 필연적으로 겪어야 할 고통스러운 치유반응, 즉 호전반응을 경험하게 된다.

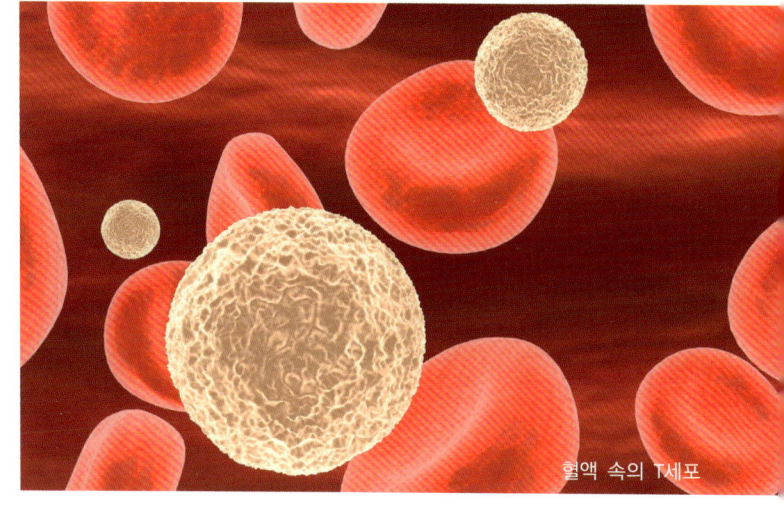

혈액 속의 T세포

① 면역력

장과 백혈구는 면역의 주체다. 우리 몸에서 매일 생기는 자기이상세포, 즉 염증세포와 암세포를 죽이는 자기감시백혈구는 대부분 소장에서 만들어진다. 소장에서 만들어진 자기감시백혈구는 우리 몸을 샅샅이 감시하며 이물질과 질병세포를 찾아 제거하는 역할을 한다. 그리고 외부에서 침입한 이물질들을 제거하는 외부면역담당 백혈구인 T세포와 B세포는 골수와 흉선에서 만들어진다.

② 혈류력

혈류의 주체는 심장과 혈관이다. 제2의 혈관이라 불리는 심장은 혈액을 돌리는 마중물 역할을 하며 그 다음은 동맥과 정맥의 수축과 이완운동으로 혈류가 순환하고 있다. 혈류가 잘 돌아가면 손상된 조직세포로 산소·영양분·백혈구·줄기세포의 이동이 활발해져 신속하게 질병세포가 제거된다.

③ 해독력

간과 효소는 해독의 주체다. 간은 인체의 가장 큰 해독장기다. 혈액 독소의 99%가 간에서 처리된다. 간기능이 저하되어 간에서 분비되는 해독효소가 충분치 못하면 해독되지 못한 독소로 인해서 혈액이 오염되어 백혈구의 활동성이 현저하게 저하된다.

④ 복구력

골수와 줄기세포는 세포복구의 주체다. 골수는 MAPC만능성체줄기세포가 대량 생성되는 곳이다. 골수가 건강하면 질병세포와 죽은 세포를 줄기세포로 신속하게 대체할 수 있다. 건강한 사람도 하루에 100만개의 암세포와 10억개의 염증세포, 그리고 약 3,000억개의 죽은 세포가 새롭게 발생하고 있다.

소장과 골수에서 생성된 백혈구가 질병세포와 죽은 세포를 신속하게 제거한 다음 골수와 줄기세포 서식지에서 살고 있는 건강한 줄기세포가 죽은 세포와 질병세포의 빈자리를 매일매일 채우고 있는 것이다.

4-2. 자연치유물질

자연계에 존재하는 식물과 동물, 그리고 광물로부터 추출한 인체의 자연치유력을 상승시키는 효과가 입증된 부작용 없는 천연물질을

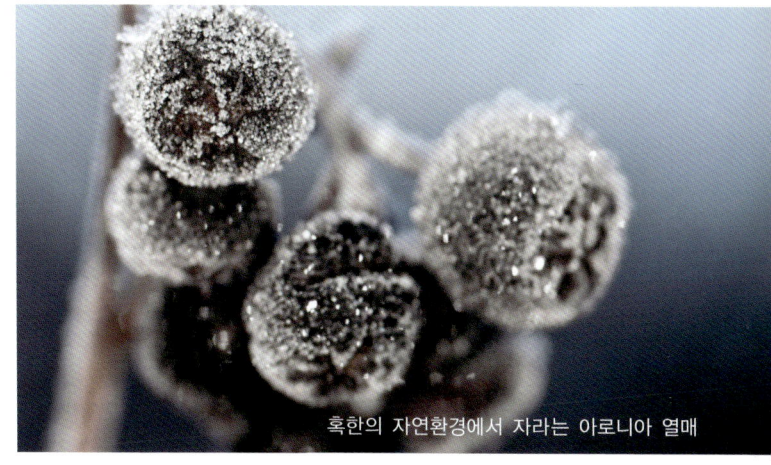
혹한의 자연환경에서 자라는 아로니아 열매

말한다. 자연치유물질의 효과가 클수록 호전반응은 더욱 강렬하게 일어난다.

자연치유에 필요한 3가지의 필수 물질이 있다. 세포신호전달물질로 작용하는 아로니아 C3G와 세포막과 자연치유 호르몬의 원료가 되는 노유파 지방산, 그리고 세포 유전자를 만드는 바이오 크로마틴은 질병세포의 자연치유에 없어서는 안될 중요한 필수 자연치유물질이다.

## A. 아로니아 C3G

a) 생명의 열매 아로니아

동양의 만병통치약이 인삼Panax ginseng이라면 유럽의 만병통치약은 아로니아Aronia melanocarpa라고 불릴 정도로 아로니아의 효능은 다양하며 탁월한 것으로 알려져 있다. 특히, 아로니아는 1986년 우크

라이나 체르노빌에서 발생한 지구 역사상 가장 큰 원자력발전소 폭발사고에서 유일하게 살아남아 방사선에 피폭된 사람들을 치료한 식물로 유명하다.

아로니아학명:Aronia melanocarpa는 장미과Rosaceae에 속하는 다년생 관목으로 유럽과 미국에서는 블랙초크베리Blackchokeberry, 초크베리Chokeberry, 킹스베리Kingsberry 등으로 불린다. 국내에서는 단나무, 단열매로도 불린다. 동유럽과 북아메리카가 원산지이며 나무의 수명은 약 20년 정도이며 길이는 약 3미터까지 자란다.

주로 열매가 약용으로 사용되며 열매의 껍질과 과육은 진한 적자색 색소를 함유한다. 중금속의 오염이 없는 청정토양, 4개월 이상의 혹설과 영하 20도 이상의 추위, 5개월간의 햇빛 자외선과 가뭄, 그리고 바람 등은 아로니아의 독특한 성분과 품질을 결정한다. 동유럽의 폴란드는 이러한 최적의 토양과 기후조건을 가지고 최고의 아로니아 열매를 생산한다. 다 익은 아로니아 열매는 단맛과 신맛, 그리고 떫은 맛의 세 가지의 맛을 가지고 있다.

아로니아의 단맛(과당과 포도당)은 위장의 분비와 배설능력을 증가시키고, 신맛(구연산과 비타민C)은 간의 해독력을 도우며, 떫은 맛(안토시아닌과 카테킨)은 면역계와 심혈관계의 기능을 도와준다.

새와 들짐승들이 익기 전의 아로니아 열매를 섭취하면 질식해 바로 기절할 정도로 그 맛이 매우 떫기 때문에 질식시키다(choke)라는 의미를 내포한 초크베리Chokeberry, 또는 블랙초크베리Blackchokeberry라고도 불리는 것이다. 아로니아는 안토시아닌 함유량이 베리류 열매 중 자연계 최고를 자랑하며 카테킨과 클로르겐산 함유량도 단연

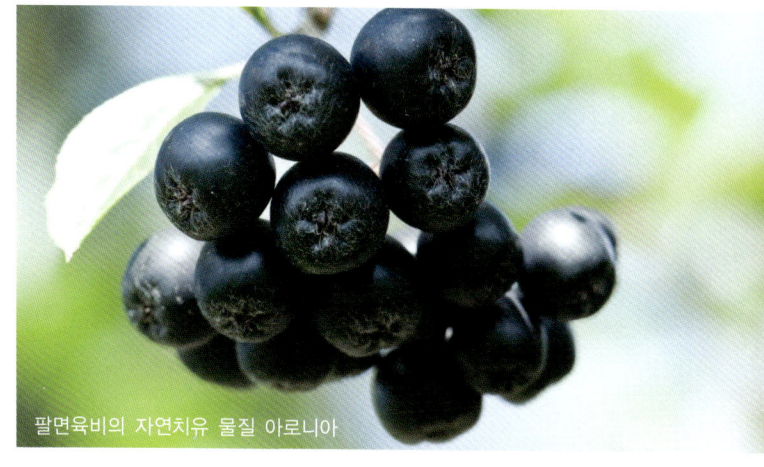
팔면육비의 자연치유 물질 아로니아

최고다.

식물은 동물처럼 움직이지 못하기 때문에 햇빛과 병충해로부터 자신을 보호하기 위한 방어물질, 즉 식물성 면역물질을 생산해낸다. 식물성 면역물질은 주로 열매 표면에 집중적으로 분포되어 햇빛 자외선과 병충해로부터 열매 속 종자를 보호하는 것이다. 특히 아로니아의 가혹한 야생환경은 천연색소배당체인 C3G 시아닌라는 강력한 자연치유 물질을 진화시켰다.

아로니아는 혹독한 추위와 눈, 우기 없는 지독한 가뭄, 살인적인 자외선과 거센 바람 등을 극복하는 과정에서 자신만의 독특하고 강력한 자연치유 물질인 C3G를 만들어낸 것이다.

b) 자연치유물질 C3G

아로니아 열매에 함유된 안토시아닌의 일종인 C3G cyanidine-3-

Oglycoside는 자연상태에서는 적색으로 존재하며 시아닌으로 불린다.

C3G는 시아니딘(아글리콘)과 당이 결합된 천연색소배당체로 아로니아에 존재하는 유일한 붉은색 안토시아닌이며 다른 안토시아닌에 비해서 그 효과와 안전성, 그리고 자연치유 능력이 월등하다.

아로니아에 함유된 유일한 색소인 C3G는 강력한 식물성 자연치유물질로써 자외선, 중금속, 노폐물, 바이러스, 세균 등의 다양한 발암독소들로부터 정상조직세포를 보호하고, 뛰어난 세포신호전달물질CSM로 작용하여 질병세포는 제거하고 면역세포는 활성화시키는 등 팔면육비의 강력한 자연치유물질로 인정받고 있다.

※ 팔면육비(八面六臂) 여덟개의 얼굴과 여섯개의 팔이라는 뜻으로 언제 어디서 어떤 일에 부딪치더라도 능히 처리하여 내는 수완과 능력을 이르는 말.

※ CSM(cell signaling molecule) 세포의 분열, 성장, 사멸, 대사를 조절하는 세포신호전달분자를 말한다.

c) C3G의 자연치유기전

질병은 스트레스와 독소에 의해서 발생한다. 스트레스와 독소는 조직세포의 생체막과 미토콘드리아, 핵의 유전자를 산화·변이시켜 암과 염증을 유발하고, 혈관·장

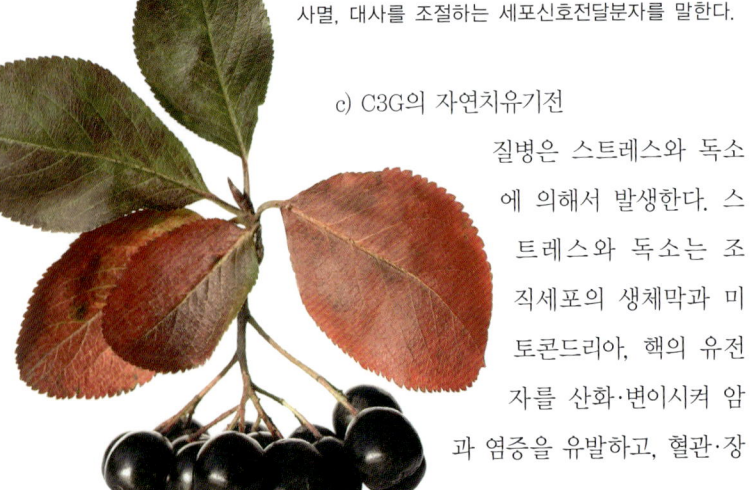

관·분비샘·선조직을 수축시켜 혈압상승·혈당상승·저산소증·저체온증을 유발하며, 손상된 조직세포의 복구를 담당하는 성체줄기세포를 손상시켜 질병을 만성화시킨다.

이때 자연치유물질 C3G는
① 해독 강화작용
질병을 유발하는 각종 유해산소와 산화독소로 이루어진 다양한 질병유발독소 혈독·림프독·장독·말초혈액공간독를 신속하게 제거하여 세포를 완벽하게 보호하고,

② 혈류 증진작용·신진대사 강화작용
각종 스트레스와 독소에 의해서 수축된 혈관·림프관·장관·분비샘·선조직을 확장하는 CSM 신호전달물질 cell signaling molecule 으로 작용하여 저하된 혈류를 증진시키고 신진대사를 강화시키며,

③ 백혈구 증진작용·효소 강화작용
백혈구와 효소를 활성화시키는 CSM으로 작용하여 질병세포를 신속하게 제거하고,

④ 줄기세포 활성화작용
줄기세포와 정상세포를 활성화시키는
CSM으로 작용하여 손상된 세포를 신속하게 복구시킨다.

해독강화·혈류개선·면역증진·줄기세포 활성화의 4대 복합작용을 통해서 질병에 대한 강력한 자연치유물질로 작용한다.

## B. 노유파 지방산

모든 질병세포는 산화적 손상을 가진 세포막과 미토콘드리아막, 그리고 핵막을 가지고 있다. 질병세포의 손상된 세포막을 복구하기 위해서는 외부로부터 건강한 필수불포화지방산을 충분히 공급받아야 한다. 노유파란 볶지 않은 살아있는 식물종자로부터 무산화방식으로 착유한 건강한 오메가 3, 6, 9 필수불포화지방산을 말한다.

노유파 지방산은 인체 내에서 세포막의 원료 또는 자연치유 호르몬이 되어 강력한 자연치유 물질로 작용하지만 일반 식물종자기름은 심각한 질병유발 물질로 작용한다.

슈퍼마켓에서 판매하는 대부분의 식용유는 염증과 암을 유발하는 과산화된 식물종자기름이다.

## C. 바이오 크로마틴

크로마틴이란 세포의 핵에 존재하는 유전자와 단백질 복합체를 말한다. 정상세포의 핵유전자와 단백질, 즉 크로마틴이 심하게 손상되면 질병세포가 발생한다.

따라서 질병세포를 정상세포로 복구하기 위해서는 손상된 유전자를 대체할 수 있는 살아있는 크로마틴의 꾸준한 공급이 필수적이다. 질병의 치유에 도움이 되는 양질의 크로마틴은 건조효모와 스피루리나 그리고 클로렐라에 대량 함유되어 있다.

## 5. 호전반응

5-1. 호전반응이란?

말 그대로 몸이 좋아지면서 나타나는 자연스런 생리적 반응으로 치유반응, 또는 명현반응이라고도 불린다.

호전반응 자체가 질병세포가 정상세포로 치유되고 복구되는 과정에서 나타나는 긍정적인 증상이지만, 아프고 열나거나 붓는 등 고통스러운 증상이 수반되기 때문에 아픈 증상을 병으로 진단하고 일단 약으로 증상을 억누르고 보자는 식의 대증요법이 주류를 형성하고 있다.

하지만 대부분의 대증요법제는 호전반응, 즉 인체의 자연치유력을 현저하게 억제하여 암을 비롯한 모든 만성질환을 유발하는 주요한 원인물질이기 때문에 절대 장기간 사용해선 안된다.

스트레스와 독소로 혈관이 좁아지고 세포가 병이 들면 인체는 자동복구시스템을 가동시켜 자연치유호르몬인 PG prostaglandin 프로스타글란딘와 아세틸콜린acetylcholine을 대량 분비시킨다. 이 호르몬들은 혈관을 넓히고 백혈구와 면역효소를 출동시켜 손상된 세포와 노폐물·독소를 제거하고 빈 자리에 줄기세포를 공급하여 정상적인 세포로 회복시킨다.

이 백혈구 증가·혈관확장·독소해독·세포복구 등의 자연치유과정에서 통증·발열·부종 등의 호전반응, 즉 치유반응이 나타나는 것이다. 세포와 혈관이 많이 아플수록 호전반응은 강렬하다. 정상에 올라가기 위해서 땀과 고통이 수반되듯이 아픈 사람이 완전한 건강을 찾기 위해서는 반드시 고통스럽지만 호전반응을 겪어야만 한다.

아픈 원인은 과거에 있고, 그 원인을 제거하기 위해서 오늘 아픈 것이다. 아픔을 신속하게 종결하고 싶다면 그 반응을 약으로 막지 말고 아픈 원인을 신속하게 제거할 수 있는 효과적인 자연요법을 실시해야 할 것이다.

원인이 제거되면 통증은 말끔하게 사라지게 된다. 통증을 비롯한 모든 증상은 병의 결과가 아니라 병이 낫는 과정이라는 것을 반드시 명심하자.

병의 마지막 결과는 죽음이다. 죽지 않고 살려고 하는 반응, 바로 이것이 호전반응인 것이다.

## 5-2. 호전반응기전

① 세포호전반응

질병세포에서 정상세포로 복구되는 과정에서 통증과 발열, 그리고 부종 등의 호전반응이 나타난다. 대부분의 환자들은 이 과정에서 호전반응을 느끼지만 일부는 감각수용체가 부족하여 못 느낄 수도 있다.

② 혈관호전반응

정상세포로 복구됨과 동시에 수축된 혈관이 확장되면서 다양한 호전반응들이 나타난다.

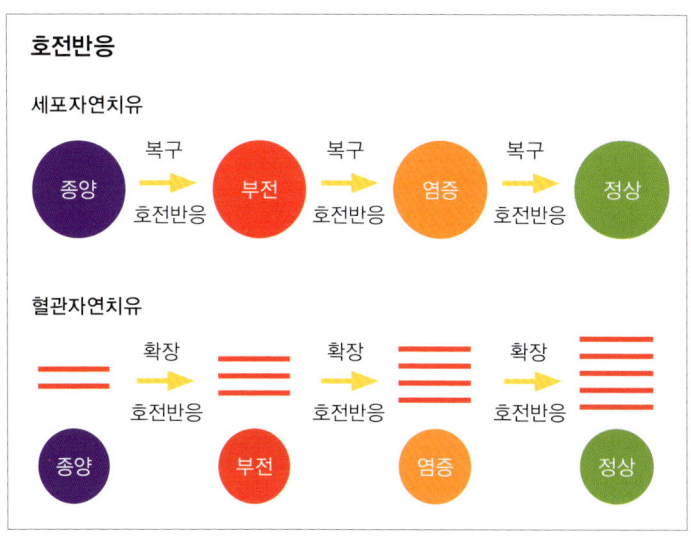

5-3. 호전반응의 원인

모든 호전반응은 인체의 질병세포를 제거하는 과정에서 나타나는 생체반응이다. 만일 질병세포가 없다면 호전반응이 일어나지 않는다. 즉 호전반응의 원인은 과거에 발생한 질병세포염증세포·부전세포·종양세포인 것이다.

호전반응으로 질병세포가 모조리 제거되면 더 이상 호전반응이 일어나지 않는다.

A. 염증세포 : 세포막이 산화·손상된 세포
  간염, 심근염, 위염, 장염, 폐염, 신장염, 방광염, 전립선염, 뇌염, 중이염, 관절염, 자궁염, 혈관염, 당뇨병, 고혈압 등

B. 부전세포 : 세포막과 미토콘드리아가 산화·손상된 세포
  ○ 뇌부전 : 뇌경색, 알츠하이머치매, 파킨슨치매
  ○ 심부전 : 심근경색, 협심증, 부정맥
  ○ 폐부전 : 폐기종, 폐섬유종, 기관지확장증, 폐고혈압
  ○ 간부전 : 간경화, 간경변, 만성간염
  ○ 위부전 : 소화성궤양, 위하수증, 용종, 역류성식도염
  ○ 췌장부전·신부전·담낭부전
  ○ 혈관부전 : 동맥경화, 동맥류, 정맥류, 치질
  ○ 갑상선부전 : 갑상선기능저하증, 갑상선기능항진증
  ○ 소장부전 : 범혈구감소증, 장누수증후군
  ○ 골수부전 : 범혈구감소증, 면역결핍증

C. 종양세포 : 세포막과 핵유전자DNA가 변이·손상된 세포
  ○ 양성종양 : 지방종·용종·근종
  ○ 악성종양 : 고형암·혈액암

## 6. 단계별 호전반응

건강한 사람은 호전반응이 일어나지 않는다. 자연치유력이 떨어지면 누구나 질병이 걸리게 된다. 아프지만 생명력, 즉 자연치유력이 조금이나마 남아있는 경우 적절한 자연요법을 실시하면 호전반응이 일어나며 생명력이 다한 사람은 호전반응이 거의 일어나지 않는다. 생명력이 강할수록 호전반응이 강렬하게 일어나는 것이다.

자연요법을 시작한 지 4일 후부터 혈독과 림프독이 제거되고 혈류기능과 면역력이 증진되면서 암은 물론 만성염증이나 궤양·골절·고혈압·당뇨 등이 치유되기 시작한다. 신체의 호전반응이 시작되면 선택적으로 치유되지 않고 전체적으로 치유반응이 나타난다. 이 호전반응으로 온 몸에 있는 모든 세포의 손상을 한꺼번에 치유하게 된다.

이처럼 강렬한 자연치유가 일어나는 동안 호전반응으로 알려진 발열·부종·통증·출혈·가려움·기침·가래·오한·콧물·몸살·현기증·눈곱·발진·구내염·구역·메스꺼움·우울증·식욕부진·불면·설사·변비·혈당상승·음식에 대한 혐오감·복부팽만·화·분노 등의 격렬하고 고통스런 증상이 나타난다.

보통 첫 번째 호전반응은 약 6일 이후에 나타나며 1일에서 3일 정도 짧게 지속되고, 두 번째 호전반응은 체력이 보강되어 약 30일 이후에 심하게 나타나며 7일에서 15일 정도 지속되고, 세 번째 호전반응은 약 90일 이후에 더욱 심하게 나타나며 15일에서 30일 정도 지속된다.

스테로이드요법이나 항암요법을 받은 경우에는 보통 6개월 이후에도 치유반응이 심하게 나타나는 경우가 많다. 왜냐하면 스테로이드와 항암제는 체내에서 분해되지 않고 피부와 조직 안에 축적되어 있다가 호전반응과 더불어 배출되기 때문이다. 배출되면서 나타나는 배출 중화 반응이 바로 호전반응이다.

이처럼 호전반응이 단계적으로 나타나는 이유는, 병든 신체는 축적된 독소를 한 번에 제거할 수 있는 해독력이 없기 때문이다. 그래서 신체의 독소에 대한 해독력의 회복 정도에 반응해서 단계적 호전반응이 나타나는 것이다.

위와 같은 반응은 자연치유요법으로 면역과 혈류가 정상화되면서 세포에 축적된 오래된 독소를 제거하고 새로운 세포를 재생시키는 과정에서 나타나는 긍정적인 반응이므로 현대의학의 대증요법제로 이 과정을 막으면 안된다.

질병을 완치하기 위해서 호전반응은 반드시 거쳐야 하는 필연적인 반응이므로 두려워하지 말고 치유가 완료되어 증상이 사라질 때까지 지속적으로 자연치유요법을 실시하도록 한다.

단계별 호전반응

A. 1단계 호전반응 : 자연요법 실시 6일 이후 약 3일간 나타남

B. 2단계 호전반응 : 자연요법 실시 30일 이후 약 7일간 나타남

C. 3단계 호전반응 : 자연요법 실시 90일 이후 약 21일간 나타남

D. 4단계 호전반응 : 자연요법 실시 180일 이후 약 36일간 나타남

**7.** 호전반응을 유도하는 자연요법

스트레스와 독소로 약해진 몸은 자연치유력을 상실하여 병에 걸리게 된다. 자연요법으로 약해진 인체의 자연치유력을 상승시켜 병의 원인을 제거하는 동안 호전반응이 나타나며 호전반응이 끝나는 단계에서 건강한 세포가 만들어진다.

아래 소개하는 자연요법을 통해 다양한 호전반응을 경험해보자.

### 7-1. 임상영양요법

건강한 세포는 건강한 음식에서 만들어진다. 반면, 병든 세포는 오염된 음식에서 만들어진다. 따라서 건강한 음식을 먹고 건강한 세포가 많아야 질병을 자연치유할 수 있는 힘을 갖게 된다.

건강한 음식이란 생명력이 강한 음식을 말한다. 예를 들면 오염되지 않고 영양이 풍부한 땅에서 자란 것, 깨끗한 바다에서 자란 것은 대부분 건강한 음식이다. 반면, 슈퍼마켓에서 판매하는 가공식품은 거의 대부분 자연치유를 방해하는 독소로 작용한다. 요즘 현대인들이 섭취하는 음식은 대부분 오염되거나 영양성분이 매우 부족하므로 영양보충제를 반드시 섭취해야 한다.

① 식이요법 : 탄수화물, 단백질, 지방, 비타민, 미네랄, 피타민

② 영양보충제 : 비타민, 미네랄, 피타민이 함유된 건강보조식품
○ 비타민 : 생명활동 촉매, 자연계에 20여종 존재
○ 미네랄 : 생명활동 촉매, 인체 구성성분, 인체에 약 20여종 존재, 체중의 5%차지
○ 피타민 : 파이토케미칼(phytochemicals), 식물의 방어생리 조절물질

### 7-2. 약용식물요법

약용식물의 유효성분은 인체 내에서 신호전달물질 또는 해독효소로 작용한다. 면역세포를 활성화 시키고 질병세포를 제거하는 신호전달물질로 작용하거나 혈액 내 독소를 제거시키는 해독효소 등으로 작용하여 질병에 대한 자연치유력을 상승시킨다.

예를 들어, 약용식물인 아로니아

베리에서 추출한 식물 유효성분인 C3G안토시아닌의 일종는 현존하는 강력한 항산화작용과 신속한 세포신호전달작용을 통하여 질병에 대한 뛰어난 자연치유물질로 작용한다.

### 7-3. 노유파요법
세포막과 자연치유 호르몬의 생성에 필요한 자연요법. 노유파란 볶지 않은 살아있는 식물종자로부터 무산화방식으로 착유한 건강한 오메가 3, 6, 9 필수불포화지방산을 말한다.

### 7-4. 소금요법
체온을 올리고 신진대사를 활성화시키는 자연요법. 정제된 나트륨은 소금이 아니다. 정제된 나트륨은 암을 유발하는 발암물질이지만 좋은 소금은 항암물질이다. 천연소금은 나트륨·칼륨·칼슘·마그네슘으로 구성된 살아있는 생명의 물질이다.

정제되지 않은 천연소금을 먹으면 체온이 상승하고 신진대사가 활발해져 질병에 대한 자연치유력을 상승시킨다.

### 7-5. 크로마틴요법
세포핵과 미토콘드리아, 그리고 유전자의 생성에 필요한 자연요법. 크로마틴은 맥주효모와 클로렐라, 그리고 스피루리나에 대량 함유되어 있다.

## 7-6. 물요법

물은 생체에서는 각종 생체물질의 이상적 용매와 생화학 반응의 반응물질로서 중요한 역할을 하고 있으며, 원형질의 중요한 성분으로 체내의 약 70%를 차지하고 있다. 오염된 물이나 화학처리된 물을 섭취할 경우 인체의 자연치유력이 현저하게 저하되어 질병을 치유할 수 없다.

## 7-7. 햇빛요법

세로토닌과 베타엔돌핀, 그리고 골수를 자극하는 자연요법. 지구상 만물의 생명유지와 건강에 절대적인 영향력을 갖고 있는 에너지원이 바로 햇빛이다. 지구상의 모든 생물은 빛이 없으면 바로 죽는다.

    햇빛은 인체의 신경세포·면역세포·혈류세포·골격세포를 활성화시키는 작용이 있다. 햇빛은 세로토닌과 베타엔돌핀 그리고 골수를 활성화시켜 질병의 치유를 돕는 뛰어난 자연치유물질이다.

## 7-8. 공기요법

질병의 치유에 필수적인 자연치유력을 증진시키기 위해서는 오염되지 않은 신선한 공기의 섭취가 반드시 필요하다. 신선한 공기는 가까운 산과 바다에 가면 만날 수 있다.

    질병을 극복하기 위해서는 매일 가까운 산에 올라가서 아침 햇살과 더불어 나무가 내뿜는 신선한 공기를 마시도록 하자.

### 7-9. 마음요법

정신신경면역학에서 긍정적인 태도와 낙천적인 사고, 그리고 자연치유에 대한 확신은 인체의 면역력을 비롯한 자연치유력을 상승시켜 질병을 치유할 수 있는 강력한 힘을 제공한다.

가짜 약이라도 믿고 먹으면 질병치유에 도움이 된다.<sup>Placebo효과</sup> 반면, 탁월한 약이 있다 해도 부정적이거나 회의적인 마음을 가지고 있다면 결코 질병이 치유되지 않을 뿐만 아니라 오히려 악화될 것이다. <sup>Nocebo효과</sup>

긍정과 낙천적 사고에서 오는 마음의 평화 없이 자연치유는 불가능하다.

### 7-10. 운동요법

적당한 운동은 질병의 자연치유에 필수적인 요소다. 적절한 운동은 세로토닌과 베타엔돌핀을 증가시켜 삶에 의욕과 활력을 준다. 또한 혈류를 개선하고 면역력을 증강시키며 정신적 스트레스를 해소하는 중요한 역할을 한다.

하지만 과도한 운동은 유해산소를 과다하게 발생시켜 면역세포의 노화를 촉진시키기 때문에 질병의 자연치유를 심각하게 방해할 수 있다.

### 7-11. 온열요법

저하된 체온을 올려 면역력과 혈류력을 상승시키는 자연요법. 대부분의 만성환자들은 체온이 저하되어 있다. 체온이 1℃ 떨어지면 질병세포를 죽이는 면역세포의 활동성이 20% 이하로 감소되며, 반대로 체온이 1℃ 올라가면 면역력이 5배 이상 상승되어 질병세포가 제거되기 시작한다.

저체온 상태에서는 질병의 치유가 절대 불가능하다. 체온을 올려 면역력을 상승시키고 혈관을 확장시켜 혈류력을 개선시키는 뛰어난 효과를 가진 사우나와 반신욕, 그리고 전신욕 등의 온열요법은 질병의 자연치유에 반드시 필요한 자연요법이다.

7-12. 아로마요법

독특한 향을 지닌 식물성 아로마 오일을 이용하여 질병을 치유하는 자연요법. 대부분의 질병은 과도한 고민, 불안, 초조 등의 정신적인 스트레스로 인하여 발병하고, 일단 발생한 질병도 스트레스를 받으면 더욱 커지게 된다.

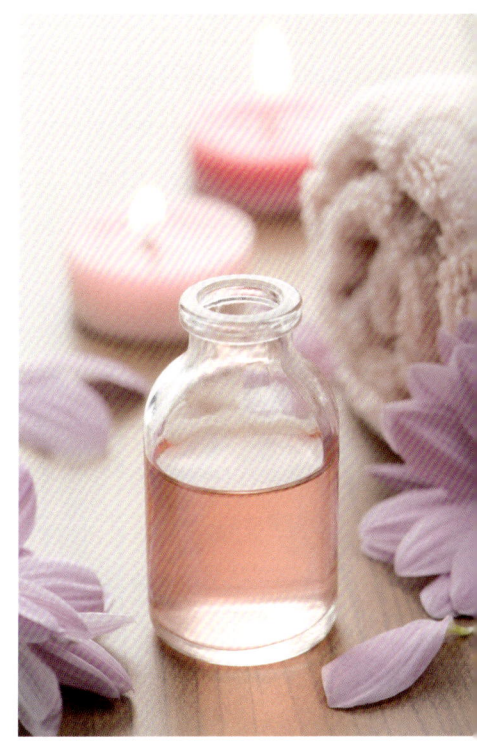

이때 적절한 특정 정유 성분이 점막에 흡수되면 이 향기물질은 뇌의 중심부에 직접 작용하여 부교감신경을 활성화시켜 질병

세포를 제거하는 면역세포의 능력을 강화시키고, 긴장과 불안을 완화하여 질병에 대한 자연치유력을 상승시키는 역할을 한다.

### 7-13. 동종요법(Homeopathy)
독일의사 하네만이 창시한 "유사한 것이 유사한 것을 치료한다"를 원칙으로, 질병과 유사한 증상을 일으키는 아주 극소량의 희석한 천연물을 경구 투여하여 질병을 치유하는 자연요법.

### 7-14. 침술요법
침으로 피부의 부교감신경을 자극하면 혈관이 열리고 교감신경을 자극하면 혈관이 닫히는 원리를 이용하여 질병을 치유하는 동양의학의 고유한 자연요법.

### 7-15. 수치요법
물(해수, 온수, 냉수, 얼음, 증기)을 이용하여 건강을 유지하고 질병을 치유하는 자연요법.

### 7-16. 심상요법
마음속에 상상으로 형상을 만들어 시각적 이미지를 통해 건강을 증진하고 질병을 치유하는 자연요법.

7-17. 생체전자기요법

전류나 자기장을 이용하여 자연치유력을 상승시켜 질병을 치유하는 자연요법.

7-18. 마사지요법

자율신경을 활성화시켜 면역력과 혈류력을 상승시키는 물리적 자극을 통해서 질병을 치유하는 자연요법.

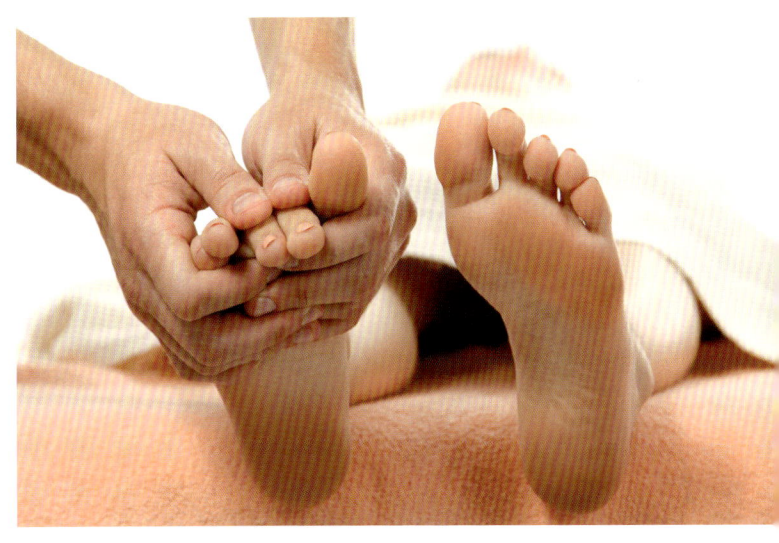

## 8. 호전반응의 대표적 증상

① 통증

통증은 호전반응의 대표적인 반응이다. 통증은 PG프로스타글란딘에 의해서 혈관이 확장되고 활성화된 백혈구와 효소에 의해서 독소·노폐물·염증·종양 등이 제거되는 과정에서 나타나는 필수반응이다.

통증이 나타날 경우 적절한 자연요법을 통해서 통증을 제거하는 것이 최선의 방법이다. 하지만 너무 심한 통증은 스트레스로 작용할 수 있기 때문에 참기 힘들 정도의 통증에 자연요법과 병용해서 2~3일 정도 진통제를 사용할 수 있지만 장기적인 복용은 자연치유력을 현저하게 저하시켜 치유를 불가능하게 만든다.

② 발열

일단 자연치유가 시작되면 통증과 더불어 동시에 일어나는 호전반응이다. 발열은 PG프로스타글란딘에 의해서 혈관이 확장되고 발열기

구인 시상하부와 갑상선에서 체온을 올리는 반응으로 효소와 백혈구가 독소·노폐물·염증·종양 등을 쉽게 제거할 수 있도록 도와주는 면역반응이다.

이때 해열제를 절대 사용해서는 안 되며 단 며칠간의 투약으로도 어린이나 노약자들에게는 백혈병를 비롯한 치명적인 면역질환을 유발할 수 있다는 것을 명심하자.

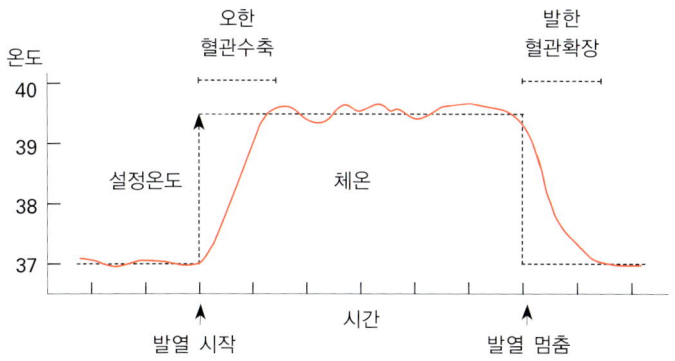

③ 부종

자연치유반응인 호전반응이 시작되면서 세포 내에 축적된 독소와 노폐물이 세포 밖으로 대량 방출될 경우 혈액오염으로 인한 패혈증이 발생할 수 있다.

그때 인체는 말초혈액공간세포간공간으로 독소와 노폐물을 집결시킨 후 혈관과 세포로부터 수분을 끌어들여 일시적으로 부종상태를 만들어 독소를 중화시킨 후 천천히 배출시킨다. 즉 부종은 독소를 희석시키는 반응인 것이다.

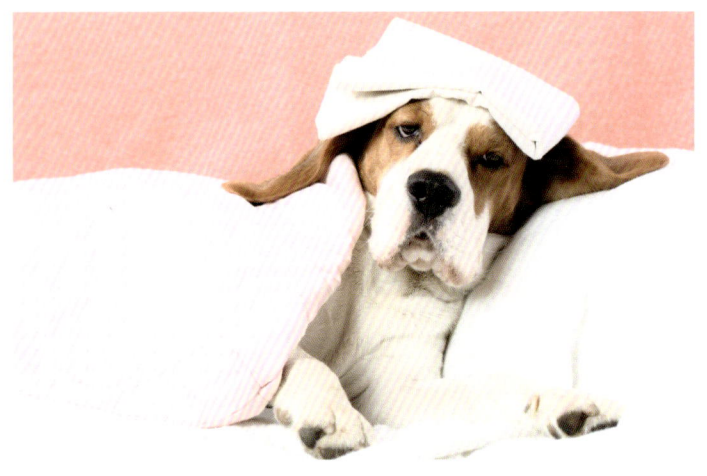

④ 현기증

자연치유가 시작되면 자연치유호르몬인 PG프로스타글란딘와 아세틸콜린이 분비되면서 수축된 혈관이 확장된다. 급격하게 혈관이 확장되면 일시적으로 순간 혈압이 떨어지는 치유성 저혈압 증상이 나타난다. 이 증상은 혈관이 정상화되면 바로 사라진다.

⑤ 가려움증

자연치유가 시작되어 혈관이 확장되고 발열이 시작되면 잠자고 있던 마스트셀이 활성화되어 면역방어물질인 히스타민이 분비된다. 히스타민은 면역세포를 활성화시키는 역할을 한다.

분비된 히스타민은 치유가 필요한 부위에 가려움증을 일으켜 긁도록 유도하여 산소와 면역세포를 신속하게 보내는 역할을 한다.

오랜만에 산에 오르면 열이 나고 혈류가 좋아지면서 가려움증이 나타난다. 이 가려움증은 히스타민이 분비되면서 나타나는 좋은 면역반응이다. 이때 히스타민의 분비를 억제시키는 약을 복용하면 안 된다. 가려움증은 질병세포과 노폐물을 제거할 수 있는 절호의 기회다. 항히스타민제를 복용하는 대신에 전신목욕을 하여 자연치유력을 키우도록 하자.

⑥ 발적과 발진

발적은 피부에 나타나는 붉은색 증상으로 자연치유가 본격적으로 시작되면 인체조직 내에 축적된 독소와 노폐물이 피부 주변의 말초혈액공간으로 배출되면서 나타난다. 특히 장기간 약물을 복용한 경우나 만성질환을 갖고 있는 경우, 노폐물과 독소 등의 배출과정에서 발적이 심하게 나타날 수 있다.

발진은 자연요법으로 독소·노폐물 등이 배출되면서 피부나 점막에 나타나는 부종과 염증성의 작은 종기를 말한다.

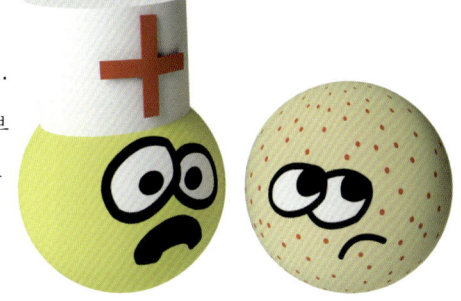

⑦ 기침·가래

자연치유가 시작되면 기관지와 폐에 쌓인 독소·노폐물·염증·종양 등이 한꺼번에 배출되기 시작한다. 이때 나타나는 배출반응이 기침과 가래인 것이다. 완전한 치유를 위해서는 가래를 꼭 배출시켜야 한다.

⑧ 콧물·눈물·눈곱·잇몸출혈·귓물

자연치유가 시작되면 안면 부위에 축적된 독소와 노폐물 등이 배출되기 시작한다. 중이염이나 축농증이 있는 경우는 누런 콧물이 나오고, 백내장이나 녹내장, 망막증이 있는 경우에는 눈곱이나 눈물이 나온다. 중이염이 있는 경우에는 귓물이 나오고 구내염이 있는 경우에는 잇몸출혈이 나타난다.

⑨ 방귀

자연치유가 시작되면 부교감신경이 활성화되어 위와 장의 기능이 활발해지고 장내세균이 활성화하여 노폐물·독소·숙변 등이 분해된다. 방귀는 노폐물·독소·숙변 등이 장내세균에 의해서 분해되면서 발생하는 가스를 배출시키는 증상이다.

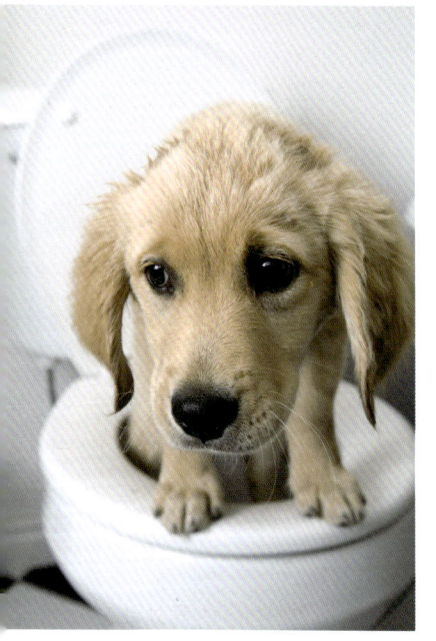

⑩ 설사

장이 활발하게 움직이면 수분이 충분히 흡수되지 않아 묽은 변이 나타난다. 자연치유가 본격적으로 시작되면 부교감신경이 활성화되어 장의 운동이 활발해지면서 독소와 노폐물 등을 배출시키기 위해서 일시적으로 설사가 발생한다. 독소배출이 끝나고 면역력이 충분히 상승하면 설사는 저절로 멈춘다.

⑪ 변비

체내 수분이 부족한 경우 수분배출을 억제시킴으로써 수분공급을 돕는다. 자연치유를 시작하면서 변비가 생겼다면 대부분은 체내 수분이 부족한 경우이므로 수분을 충분하게 섭취하면 수일 내에 변비증상이 사라진다.

⑫ 출혈

염증과 종양 등은 모세혈관과 복잡하게 엉켜붙어 있다. 출혈은 활성화된 백혈구가 염증과 종양을 공격하면서 주변 모세혈관이 손상되어 나타나는 치유증상이다. 염증과 종양이 다 제거되고 나면 출혈이 멈춘다.

⑬ 피로

피로는 근육과 간 등의 축적된 독소와 노폐물 등이 백혈구와 효소에 의해서 제거되고 에너지가 과량 소비되면서 나타나는 치유반응이다. 피로와 무력감을 느낄 때는 자연요법을 실시하면서 동시에 가벼운 운동과 휴식을 갖도록 하는 것이 좋다.

⑭ 경련·저림

혈관이 막힌 경우 혈관을 넓히기 위해서 경련과 저림 증상이 나타난다. 이 증상은 대부분 몸이 차가워지거나 과로를 했거나 동맥경화가 있는 경우 자연요법을 실시하면 나타나는 호전반응이다.

⑮ 불면

지속적인 스트레스와 독소에 노출되어 뇌혈관이 닫히게 되면 산소부족으로 뇌세포가 손상되어 기억력 저하, 집중력 저하, 피로, 졸림 등의 현상이 나타난다. 연탄가스를 흡입했을 때도 산소부족으로 동일한 증상이 나타난다.

자연요법으로 자연치유가 시작되면서 갑자기 뇌혈관이 열리면 잠이 잘 오지 않는 호전반응이 나타난다. 뇌혈관이 완전히 열리면 불면증은 저절로 사라진다.

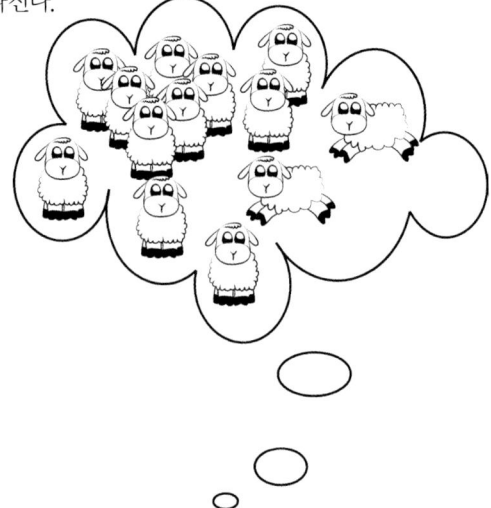

## 9. 질병별 호전반응

A. 암

암은 혈액이 오염되고 저산소·저체온의 환경, 즉 면역세포와 면역효소로 대표되는 우리 몸의 면역계가 약해진 상태에서 자라난 비정상 세포다.

아래 호전반응은 자연요법으로 면역계가 활성화되어 암세포가 사라지면서 나타나는 반응이다. 방종양증후군이라고도 한다. 호전반응들이 모든 암환자들에게 동일하게 나타나지는 않는다. 체질에 따라 또는 암의 위치와 세력에 따라 부위별로 약하거나 강하게 나타난다. 여하튼 몸에 해로운 암이 있으니까 그 암을 제거하는 과정에서 반드시 거쳐야 하는 이로운 반응, 즉 호전반응이므로 해롭거나 괴롭다고 여기지 말고 감사하게 받아들여야 할 것이다.

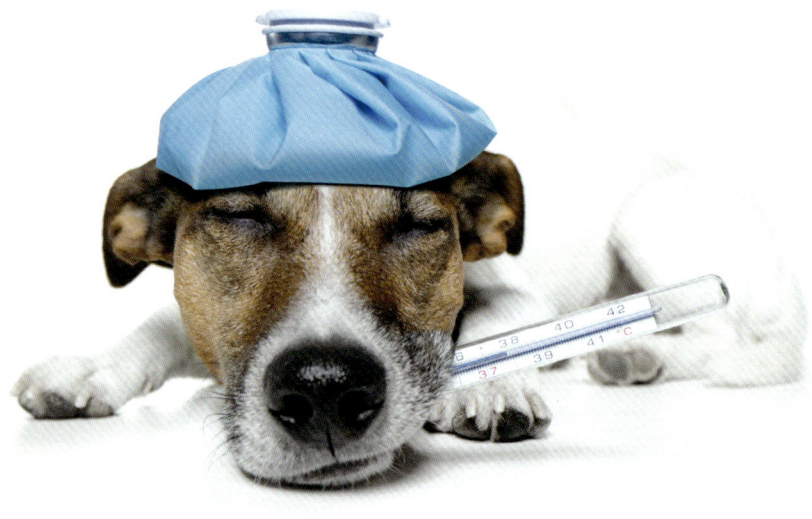

① 통증·발열·부종

자연요법으로 혈관이 확장되고 면역이 올라갈 때, 암세포가 제거되는 과정에서 아프고 열나고 붓는 증상이 나타난다.

② 출혈

○ 대장암·직장암-혈변

대장암 또는 직장암세포가 제거될 때 주변 모세혈관이 손상되면서 장출혈이 발생한다. 대변볼 때 피가 섞여 나온다.

○ 폐암-객혈·혈담

폐암세포가 제거될 때 주변 모세혈관이 손상되면서 폐출혈이 발생한다. 기침할 때 피가 나오거나 가래에 피가 섞여 나온다

○ 백혈병–코피·자궁출혈·혈뇨·객혈·토혈·혈변·잇몸출혈
백혈병세포를 체외로 배출시킬 때 적혈구가 같이 배출되면서 나타나는 반응이다. 전신에서 출혈현상이 나타난다.

○ 위암·간암–토혈
위암세포가 제거될 때 주변 모세혈관이 손상되면서 위출혈이 발생한다. 구토할 때 피를 토한다.

○ 방광암·신장암–혈뇨
방광암세포와 신장암세포가 제거될 때 주변 모세혈관이 손상되면서 방광출혈과 사구체출혈이 발생한다. 소변볼 때 피가 섞여 나온다.

○ 간암–잇몸출혈
자연요법으로 제거된 간암세포·노폐물 등이 구강을 통해 배출될 때 나타나는 반응이다.

③ 발적
자연요법으로 암세포·염증·독소·노폐물 등이 제거되는 과정에서 피부나 점막이 빨갛게 부어오른다.

④ 발진
자연요법으로 암세포·독소·노폐물 등이 배출되면서 피부에 나타

나는 부종과 염증성의 작은 종기를 말한다.

⑤ 설사
자연요법을 실시하여 대장으로 배설된 암세포·염증·독소·노폐물 등을 체외로 신속하게 배출시키는 호전반응이다.

⑥ 변비
암환자의 체내에 수분이 부족한 경우 대장의 운동을 일시적으로 저하시키는 호전반응이다. 이 증상은 수시로 수분을 섭취하면 즉시 사라진다.

⑦ 졸음
자연요법으로 암세포·염증·독소·노폐물 등이 제거될 때 막대한 에너지가 소비된다. 이 과정에서 졸음과 피로감을 느낄 수 있다.

⑧ 갈증
자연요법으로 암세포·염증·독소·노폐물 등이 제거될 때 많은 양의 수분이 소모되면서 나타나는 반응이다.

⑨ 구토
자연요법으로 제거된 소화기 부근의 암세포·염증·독소·노폐물 등이 구강을 통해 배출될 때 나타나는 반응이다.

⑩ 현기증

암세포의 부위의 혈관이 확장되면 일시적으로 혈압이 떨어지면서 나타나는 반응이다.

⑪ 눈곱

자연요법을 실시하여 조직으로부터 떨어진 암세포·염증·독소·노폐물 등이 눈을 통해 배출될 때 나타나는 반응이다.

⑫ 기침·가래

자연요법을 실시하여 조직으로부터 떨어진 암세포·염증·독소·노폐물 등이 폐와 기관지를 통해 배출될 때 나타나는 반응이다.

⑬ 우울·불안·분노

자연요법으로 암세포·염증·독소·노폐물 등이 제거될 때 막대한 효소와 영양분이 소모된다. 이 과정에서 신경세포의 기능이 약화되어 나타나는 반응이다.

⑭ 구내염·잇몸출혈

○ 구내염 – 상피조직으로부터 떨어진 암세포·염증·독소·노폐물 등이 구강점막을 통해서 배출되는 과정에서 잇몸이 헐고 붓는 증상이 나타난다.

○ 잇몸출혈 – 상피조직으로부터 떨어진 암세포·염증·독소·노폐물 등이 구강점막을 통해서 배출될 때 잇몸에서 출혈이 심해진다. 주로 간암이나 백혈병에서 나타난다.

⑮ 가려움증

자연요법으로 혈관이 확장되고 면역세포가 활성화될 때 히스타민이 분비되고 암세포·염증·독소·노폐물 등이 제거되면서 나타나는 반응이다.

B. **동맥경화·고혈압**

동맥경화는 동맥혈관이 손상되어 오는 병이고 고혈압은 혈관이 수축되어 오는 병이다. 자연요법으로 혈관이 복구되거나 혈관이 확장되면서 아래 호전반응들이 반드시 나타난다.

① 현기증

자연요법으로 혈관이 확장될 때 혈압이 일시적으로 떨어지면서 어지럼증이 나타난다.

② 흉통·두통

자연요법으로 혈관이 확장될 때 흉통과 두통이 일시적으로 발생한다.

③ 가슴답답증

자연요법으로 혈전과 노폐물이 관상동맥에서 탈락되면서 미세한 심장동맥을 막으면 가슴답답증이 나타난다.

④ 통증·발열·부종

자연요법으로 혈관이 확장되고 면역이 올라갈 때 관상동맥염증 세포가 제거되는 과정에서 아프고 열나고 붓는 증상이 나타난다.

⑤ 수족저림

자연요법을 실시하여 막힌 동맥 혈관이 열리면서 나타나는 호전 반응이다.

⑥ 코피

자연요법을 실시하여 동맥혈관조직으로부터 떨어진 동맥경화세포·고혈압세포·노폐물 등이 비강을 통해 배출될 때 나타나는 반응이다.

⑦ 혈압상승

동맥경화세포·고혈압세포·노폐물 등을 체외로 신속하게 배출시키기 위해서 혈압을 일시적으로 높이는 반응이다. 독소 배출이 완료되면 혈압은 정상화된다.

## C. 정맥류(하지정맥류·치질)
스트레스와 독소로 정맥혈관이 손상되면 정맥혈관의 탄력성이 저하되어 혈액이 정체되는 병인 정맥류가 발생한다. 자연요법으로 손상된 정맥혈관이 제거되고 새로운 혈관세포가 복구되면서 아래 호전반응들이 나타난다.

① 항문출혈

자연요법을 실시하여 정맥염증세포·노폐물·독소 등이 항문을 통해서 체외로 배출되면서 나타나는 반응이다.

② 통증·발열·부종

자연요법으로 혈관이 확장되고 면역이 올라갈 때 정맥염증세포가 제거되는 과정에서 아프고 열나고 붓는 증상이 나타난다.

③ 수족저림

정맥염증세포·노폐물·독소 등이 제거되는 과정에서 혈관이 열릴 때 나타나는 반응이다.

④ 발적

정맥염증세포·노폐물·독소 등이 제거되는 과정에서 피부나 점막이 빨갛게 부어오른다.

⑤ 발진

자연요법으로 정맥염증세포·독소·노폐물 등이 배출되면서 피부나 점막에 나타나는 부종과 염증성의 작은 종기를 말한다.

⑥ 가려움증

정맥염증세포·노폐물·독소 등이 제거되는 과정에서 면역세포인 마스트셀에서 분비되는 히스타민에 의해서 가려움증이 나타난다.

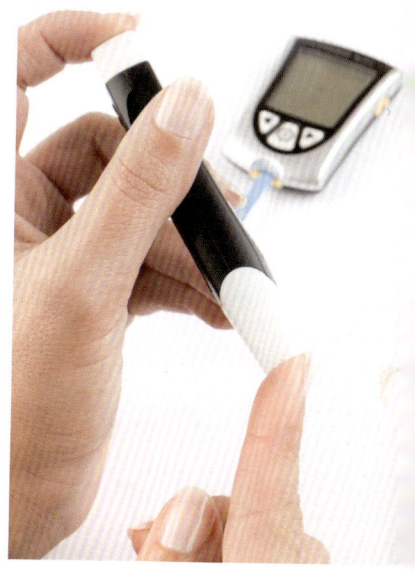

## D. 당뇨

당뇨병은 인슐린이 분비되는 세포인 췌장의 베타세포가 파괴되거나 인슐린이 작용하는 근육의 인슐린수용체가 손상될 때 오는 병이다. 자연요법으로 췌장의 베타세포와 근육의 인슐린수용체가 복구되는 과정에서 아래의 호전반응들이 나타난다.

① 일시적 혈당상승

자연요법으로 세포 내에 과다저장된 당이 빠져나오면서 일시적으로 혈당이 상승한다.

② 탁뇨·거품뇨

자연요법으로 한꺼번에 노폐물과 독소가 배출되면서 소변에서 나타나는 증상으로 혈액 중에 노폐물과 독소가 없어지면 바로 사라진다.

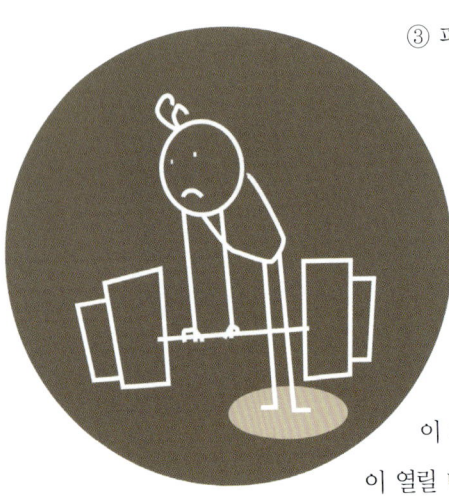

③ 피로

자연요법으로 당뇨세포·노폐물·독소가 제거되는 동안 막대한 에너지가 소비되면서 피로와 무력감이 나타난다.

④ 손발저림

당뇨세포·노폐물·독소 등이 제거되는 과정에서 닫혔던 혈관이 열릴 때 나타나는 반응이다.

⑤ 현기증

자연요법으로 혈관이 확장될 때 혈압이 일시적으로 떨어지면서 어지럼증이 나타난다.

⑥ 구내염

상피조직으로부터 떨어진 당뇨세포·노폐물·독소 등이 구강점막을 통해서 배출되는 과정에서 잇몸이 헐고 붓는 증상이 나타난다.

⑦ 발적

당뇨세포·노폐물·독소 등이 제거되는 과정에서 피부나 점막이 빨갛게 부어오른다.

⑧ 발진

당뇨세포·독소·노폐물 등이 배출되면서 피부나 점막에 나타나는 부종과 염증성의 작은 종기를 말한다.

⑨ 가려움증

당뇨세포·노폐물·독소 등이 제거되는 과정에서 면역세포인 마스트셀에서 분비되는 히스타민에 의해서 가려움증이 나타난다.

⑩ 통증·발열·부종

자연요법으로 혈관이 확장되고 면역이 올라갈 때, 당뇨세포·노폐물·독소 등이 제거되는 과정에서 아프고 열나고 붓는 증상이 나타난다.

E. 위기능 약화

스트레스나 독소로 인하여 위점막이 손상되면 위염·위궤양·십이지장궤양이 발병한다.

자연요법으로 위염·궤양세포가 제거되는 과정에서 아래의 호전반응들이 강하게 나타난다. 이런 경우 자연요법을 중지하면 안 된다. 인내심을 가지고 제거 과정이 끝날 때까지 기다려야 한다.

① 구토·메슥거림

자연요법으로 제거된 위장 부근의 위염세포·노폐물·독소 등이 구강을 통해 배출될 때 나타나는 반응이다.

② 위출혈

자연요법으로 혈관이 확장되고 면역이 올라갈 때 위염세포·노폐물·독소 등이 제거되고 배출되는 과정에서 위출혈 증상이 나타난다.

③ 속쓰림

자연요법으로 혈관이 확장되고 면역이 올라갈 때 위염세포·노폐물·독소 등이 제거되는 과정에서 속쓰림 증상이 나타난다.

④ 통증·발열·부종

자연요법으로 혈관이 확장되고 면역이 올라갈 때 위염세포·노폐물·독소 등이 제거되는 과정에서 아프고 열나고 붓는 증상이 나타난다.

## F. 간질환

스트레스와 독소는 간상피조직을 파괴시켜 간염 또는 간경화 등의 간경변을 유발한다. 자연요법을 실시하여 간염세포·간경화세포가 제거되는 과정에서 아래 반응들이 나타난다. 간염세포·간경화세포가 완전히 제거되면 호전반응은 더 이상 나타나지 않는다.

① 피로

자연요법으로 독소와 노폐물이 제거되는 동안 막대한 에너지가 소비되면서 피로와 무력감이 나타난다.

② 출혈

○ 안구출혈-면역계가 활성화되고 독소와 노폐물이 배출되면서 혈관확장으로 인해 눈이 충혈되거나 눈물과 눈곱이 많이 생긴다.

○ 잇몸출혈-면역계가 활성화되고 독소와 노폐물이 배출되면서 혈관확장으로 인해 잇몸이 붓고 잇몸에서 피가 나온다.

○ 항문출혈-면역계가 활성화되고 독소와 노폐물이 배출되면서 혈관확장으로 인해 대변에서 피가 섞어 나오거나 항문 주변이 붓는다.

③ 구토

자연요법으로 위와 간의 기능이 좋아지면서 위에 소화되지 않고 축적된 독소와 노폐물을 제거하는 과정에서 나타난다.

④ 발적

자연요법으로 간부전세포·독소·노폐물이 배출되면서 피부나 점막이 빨갛게 부어오른다.

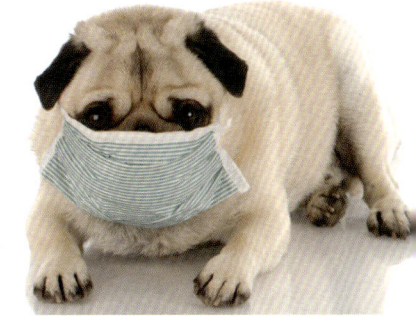

⑤ 발진

자연요법으로 간부전세포·독소·노폐물 등이 배출되면서 피부나 점막에 나타나는 부종과 염증성의 작은 종기를 말한다.

⑥ 가려움증

말초혈액공간에 축적된 독소와 노폐물을 제거하기 위해서 마스트셀에서 분비되는 면역활성화 물질에 의해서 가려움증이 나타난다. 가볍게 긁어야 면역력과 혈류력이 좋아지는 것이다.

⑦ 통증·발열·부종

자연요법으로 혈관이 확장되고 면역이 올라갈 때, 간부전세포가 제거되는 과정에서 아프고 열나고 붓는 증상이 나타난다.

## G. 신장염

스트레스와 독소는 신장의 사구체세포를 파괴시켜 만성사구체신염 등의 신부전증을 유발한다. 자연요법을 실시하면 신부전세포가 제거되고 새로운 사구체세포가 대체된다. 병든 사구체세포가 제거되는 과정에서 아래와 같은 호전반응이 나타난다.

자연치유반응인 호전반응이 시작되면서 세포 내에 축적된 독소와 노폐물이 세포 밖으로 대량 방출될 경우 혈액오염으로 인한 패혈증이 발생할 수 있다.

그때 인체는 말초혈액공간 세포간공간으로 독소와 노폐물을 집결시킨 후 혈관과 세포로부터 수분을 끌어들여 일시적으로 부종상태를 만들어 독소를 중화시킨 후 천천히 배출시킨다. 즉 부종은 독소를 희석시키는 반응인 것이다.

① 부종성 비만

자연요법으로 독소와 노폐물이 대량 방출될 경우 심각한 혈액오염을 유발할 수 있다. 이때 인체는 말초혈액공간, 세포간공간으로 신부전세포·독소·노폐물 등을 집결시킨 후 혈관과 세포로부터 수분을 끌어들여 일시적으로 부종상태를 만들어 독소를 중화시킨 후 천천히 배출시킨다. 즉 부종성 비만은 독소를 희석시키는 중화반응인 것이다.

② 현기증

자연요법으로 혈관이 확장될 때 혈압이 일시적으로 떨어지면서 어지럼증이 나타난다.

③ 발적

신부전세포·독소·노폐물 등이 배출되면서 피부나 점막이 빨갛게 충혈되는 것을 말한다.

④ 발진

자연요법으로 신부전세포·독소·노폐물 등이 배출되면서 피부에 나타나는 부종과 염증성의 작은 종기를 말한다.

⑤ 가려움증

신부전세포·독소·노폐물 등이 제거되는 과정에서 면역세포인 마스트셀에서 분비되는 히스타민에 의해서 가려움증이 나타난다. 긁으면 면역력과 혈류력이 좋아진다.

⑥ 통증·발열·부종

자연요법으로 혈관이 확장되고 면역이 올라갈 때 신장염증세포가 제거되는 과정에서 아프고 열나고 붓는 증상이 나타난다.

## H. 관절염

관절세포도 독소의 공격을 받으면 파괴된다. 파괴된 관절세포는 면역세포에 의해서 신속하게 제거되는데 이 과정에서 아래와 같은 호전반응이 나타난다. 이때 진통소염제를 장기간 복용할 경우 혈류를 강하게 차단시켜 관절염세포의 자연치유를 영원히 불가능하게 만든다.

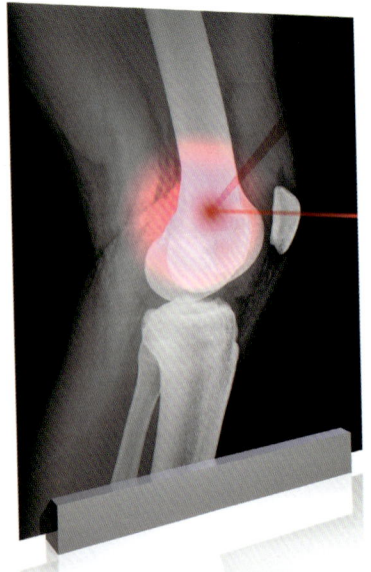

① 통증·발열·부종

자연요법으로 혈관이 확장되고 면역이 올라갈 때 관절염세포가 제거되는 과정에서 아프고 열나고 붓는 증상이 나타난다.

② 발적

자연요법으로 관절염세포·독소·노폐물 등이 배출되면서 피부나 점막이 빨갛게 부어오른다.

③ 발진

자연요법으로 관절염세포·독소·노폐물 등이 배출되면서 피부나 점막에 나타나는 부종과 염증성의 작은 종기를 말한다.

④ 가려움증

관절염세포·독소·노폐물 등이 제거되는 과정에서 면역세포인 마스트셀에서 분비되는 히스타민에 의해서 가려움증이 나타난다. 가볍게 긁으면 면역력과 혈류력이 좋아진다.

⑤ 현기증

자연요법으로 혈관이 확장될 때 혈압이 일시적으로 떨어지면서 어지럼증이 나타난다.

⑥ 졸음

자연요법으로 관절염세포·염증·독소·노폐물 등이 제거될 때 막대한 에너지가 소비된다. 이 과정에서 졸음과 피로감을 느낄 수 있다.

## I. 폐렴·기관지염

폐와 기관지는 가장 손상되기 쉬운 조직이다. 분자 상태의 독소와 노폐물 등 이물질의 출입이 많은 장기이기 때문이다.

자연요법을 실시하여 이물질과 독소에 의해서 손상된 폐와 기관지세포를 제거하는 과정에서 아래와 같은 호전반응이 나타난다.

① 기침·가래

조직으로부터 떨어진 폐렴세포·독소·노폐물 등이 폐와 기관지를 통해 배출될 때 나타나는 반응이다.

② 통증·발열·부종

자연요법으로 혈관이 확장되고 면역이 올라갈 때, 폐렴세포가 제거되는 과정에서 아프고 열나고 붓는 증상이 나타난다.

③ 구토

자연요법으로 제거된 소화기 부근의 폐렴세포·독소·노폐물 등이 구강을 통해 배출될 때 나타나는 반응이다.

④ 객혈·혈담

자연요법으로 폐렴세포가 제거될 때 주변 모세혈관이 손상되면서 출혈이 발생한다. 기침할 때 피가 나오

거나 가래에 피가 섞여 나온다

## J. 장염

장은 크게 소장과 대장으로 이루어져 있다. 소장에는 우리몸의 면역세포의 약 80%가 살고 있기 때문에 암에 거의 걸리지 않는다.

반면, 대장에는 면역세포가 거의 존재하지 않아 손상되기 쉽고 제거하기 힘들기 때문에 염증이나 암에 걸리기 쉽다. 대장염세포나 용종세포를 제거하는 과정에서 아래와 같은 호전반응이 나타난다.

① 설사

장염세포·독소·노폐물 등을 체외로 신속하게 배출시키는 호전반응이다.

② 가려움증

장염세포·독소·노폐물 등이 제거되는 과정에서 면역세포인 마스트셀에서 분비되는 히스타민에 의해서 피부 가려움증이 나타난다.

③ 구토

자연요법으로 제거된 장염세포·독소·노폐물 등이 구강을 통해 배출될 때 나타나는 반응이다.

④ 발적

자연요법으로 신부전세포·독소·노폐물 등이 배출되면서 피부나 점막이 빨갛게 부어오른다.

⑤ 발진

자연요법으로 장염세포·독소·노폐물 등이 배출되면서 피부나 점막에 나타나는 부종과 염증성의 작은 종기를 말한다.

⑥ 눈곱

자연요법으로 제거된 장염세포·독소·노폐물 등이 눈을 통해 배출될 때 나타나는 반응이다.

⑦ 시력저하

자연요법으로 제거된 장염세포·독소·노폐물 등이 눈을 통해 배출될 때 일시적으로 시력이 저하되는 현상이다. 독소와 노폐물이 완전히 제거되면 시력은 바로 회복된다.

⑧ 눈충혈

면역계가 활성화되고 장염세포·독소·노폐물 등이 배출되면서 혈관확장으로 인한 눈이 충혈되거나 눈물과 눈곱이 많이 생긴다.

⑨ 통증·발열·부종

자연요법으로 혈관이 확장되고 면역이 올라갈 때 장염세포가 제거되는 과정에서 아프고 열나고 붓는 증상이 나타난다.

## K. 신경질환

스트레스와 독소에 의해서 뇌신경세포가 손상되면 치매·우울증·조울증·불면 등의 신경증상이 나타난다.

자연요법을 통해 강력해진 면역세포가 손상된 뇌세포를 제거하는 과정에서 아래와 같은 호전반응이 나타난다.

① 불면증

지속적으로 스트레스와 독소에 노출되어 뇌혈관이 닫히게 되면 산소부족으로 뇌세포가 손상되어 피로, 졸림, 기억력 및 집중력 저하 현상이 나타난다. 연탄가스를 흡입했을 때도 산소부족으로 동일한 증상이 나타난다. 자연요법으로 자연치유가 시작되면서 갑자기 뇌혈관이 열리면 잠이 잘 오지 않는 호전반응이 나타난다. 뇌혈관이 완전히 열리면 불면증은 저절로 사라진다.

② 불안·초조·흥분

자연요법으로 손상된 뇌신경세포·독소·노폐물 등이 제거될 때 막대한 효소와 영양분이 소모된다. 이 과정에서 신경세포의 기능이 약화되어 나타나는 반응이다.

③ 갈증

자연요법으로 손상된 뇌신경세포·독소·노폐물 등이 제거될 때 많은 양의 수분이 소모되면서 나타나는 반응이다.

④ 통증·발열·부종

자연요법으로 혈관이 확장되고 면역이 올라갈 때, 손상된 뇌신경세포가 제거되는 과정에서 아프고 열나고 붓는 증상이 나타난다.

## L. 자궁 및 생식기질환

자궁내막염·자궁근종·생리불순·질염·요도염·전립선염 등의 질환이 있는 경우 자연요법을 통해서 염증세포가 제거되는 과정에서 아래와 같은 호전반응이 나타난다.

① 출혈

자연요법으로 자궁염증세포·생식기염증세포·독소·노폐물이 제거될 때 주변 모세혈관이 손상되면서 출혈이 발생한다. 자궁출혈과 요도출혈 등이 있다.

② 주부습진

자연요법으로 생식기염증세포·독소·노폐물 등이 체외로 배출되면서 손바닥 피부가 빨갛게 부어오르고 진물이 나오는 반응이다.

③ 발적

자연요법으로 신부전세포·독소·노폐물 등이 배출되면서 피부나 점막이 빨갛게 부어오른다.

④ 발진

자연요법으로 생식기염증세포·독소·노폐물 등이 배출되면서 피부나 점막에 나타나는 부종과 염증성의 작은 종기를 말한다.

⑤ 가려움증

생식기염증세포·독소·노폐물 등이 제거되는 과정에서 면역세포인 마스트셀에서 분비되는 히스타민에 의해서 피부 가려움증이 나타난다.

⑥ 통증·발열·부종

자연요법으로 혈관이 확장되고 면역이 올라갈 때, 생식기염증세포가 제거되는 과정에서 아프고 열나고 붓는 증상이 나타난다.

## M. 알레르기질환

아토피성피부염을 포함한 알레르기질환은 스트레스와 독소로 생성된 과민성 면역세포가 피부점막조직을 공격하여 나타나는 질환이다. 자연요법으로 회복된 정상적인 면역세포가 알레르기세포를 제거하는 과정에서 아래와 같은 호전반응이 나타난다.

① 발적

자연요법으로 알레르기세포·점막 염증세포·독소·노폐물 등이 배출되면서 피부나 점막이 빨갛게 부어오른다.

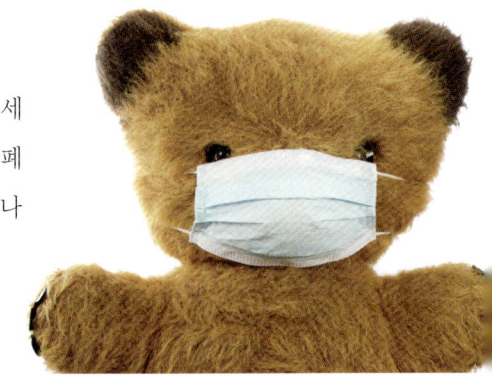

② 발진

자연요법으로 알레르기세포·독소·노폐물 등이 배출되면서 피부나 점막에 나타나는 부종과 염증성의 작은 종기를 말한다.

③ 가려움증

알레르기세포·점막염증세포·독소·노폐물 등이 제거되는 과정에서 면역세포인 마스트셀에서 분비되는 히스타민에 의해서 피부 가려움증이 나타난다

④ 눈충혈

면역계가 활성화되고 장염세포·독소·노폐물 등이 배출되면서 혈관확장으로 인해 눈이 충혈되거나 눈물과 눈곱이 많이 생긴다.

⑤ 통증·발열·부종

자연요법으로 혈관이 확장되고 면역이 올라갈 때, 알레르기세포·점막염증세포·독소·노폐물 등이 제거되는 과정에서 아프고 열나고 붓는 증상이 나타난다.

## N. 산성체질

원래 인체의 혈액은 pH 7.35 정도의 약알칼리성을 띤다. 산성화되는 음식을 많이 섭취하거나 스트레스를 많이 받으면 pH가 7.35 이하로 떨어지는데 이것을 "산성화된다"라고 말한다. 자연요법으로 pH를 7.35로 회복시키는 과정에서 아래와 같은 반응들이 나타난다. pH가

정상적으로 회복되면 아래 반응은 바로 멈춘다.

① 빈뇨

자연요법으로 혈류를 활성화시켜 산성물질·독소·노폐물 등을 요도를 통해서 배출시키는 작용이다.

② 갈증

자연요법으로 손상된 산성물질·독소·노폐물 등이 제거될 때 많은 양의 수분이 소모되면서 나타나는 반응이다.

③ 발적

자연요법으로 산성물질·독소·노폐물 등이 배출되면서 피부나 점막이 빨갛게 부어오른다.

④ 발진

자연요법으로 산성물질·독소·노폐물 등이 배출되면서 피부나 점막에 나타나는 부종과 염증성의 작은 종기를 말한다.

⑤ 가려움증

산성물질·독소·노폐물 등이 제거되는 과정에서 면역세포인 마스트셀에서 분비되는 히스타민에 의해서 피부 가려움증이 나타난다

⑥ 졸림

자연요법으로 산성물질·독소·노폐물 등이 제거될 때 막대한 에너지가 소비된다. 이 과정에서 졸음과 피로감을 느낄 수 있다.

⑦ 통증·발열·부종

자연요법으로 혈관이 확장되고 면역이 올라갈 때, 산성물질·독소·노폐물 등이 제거되는 과정에서 아프고 열나고 붓는 증상이 나타난다.

## O. 자가면역질환

과민성 또는 비정상 면역세포가 혈관, 관절, 신경, 피부, 근육 등의 인체 전조직을 공격하여 손상을 입히는 질환이다. 현재까지 루프스, 베체트, 류머티스, 다발성신경경화증, 피부경화증, 크론병 등 약 50가지가 발견되었다. 교원병이라고도 불리운다.

자연요법으로 정상화된 면역세포가 교원병세포를 제거하는 과정에서 아래와 같은 호전반응이 나타난다.

① 통증·발열·부종

자연요법으로 혈관이 확장되고 면역이 올라갈 때, 교원병세포·독소·노폐물 등이 제거되는 과정에서 아프고 열나고 붓는 증상이 나타난다.

② 발적

자연요법으로 교원병세포·독소·노폐물 등이 배출되면서 피부나 점막이 빨갛게 부어오른다.

③ 발진

자연요법으로 교원병세포·독소·노폐물 등이 배출되면서 피부나 점막에 나타나는 부종과 염증성의 작은 종기를 말한다.

④ 가려움증

산성물질·독소·노폐물 등이 제거되는 과정에서 면역세포인 마스트셀에서 분비되는 히스타민에 의해서 피부 가려움증이 나타난다

⑤ 불면

자연요법으로 자연치유가 시작되면서 갑자기 뇌혈관이 열리면 잠이 잘 오지 않는 호전반응이 나타난다. 뇌혈관이 완전히 열리면 불면증은 저절로 사라진다.

⑥ 눈충혈

면역계가 활성화되고 교원병세포·독소·노폐물 등이 배출되면서 혈관확장으로 인해 눈이 충혈되거나 눈물과 눈곱이 많이 생긴다.

⑦ 현기증

자연요법으로 혈관이 확장될 때 혈압이 일시적으로 떨어지면서

어지럼증이 나타난다.

## P. 갑상선질환

스트레스와 독소가 갑상선 또는 갑상선자극호르몬을 분비하는 뇌하수체를 손상시켜 갑상선기능을 저하시키는 병이다.

자연요법으로 손상된 갑상선세포와 뇌하수체세포를 제거하는 과정에서 아래와 같은 호전반응이 나타난다.

① 체중증가

자연치유력이 가동되어 갑상선염세포·독소·노폐물 등이 제거되는 과정에서 일시적으로 체중증가 현상이 나타날 수 있다.

② 피로

자연요법으로 갑상선염세포·독소·노폐물 등이 제거되는 동안 막대한 에너지가 소비되면서 피로와 무력감이 나타난다.

③ 생리과다

자연요법으로 혈류를 활성화시켜 갑상선염세포·독소·노폐물 등을 생리를 통해서 배출시키는 작용이다.

④ 구내염·구순염·설염

상피조직으로부터 떨어진 갑상선염세포·독소·노폐물 등이 구강점막·입술·혀 등을 통해서 배출되는 과정에서 잇몸과 입술, 혀가 헐고 붓는 증상이 나타난다.

⑤ 통증·발열·부종

자연요법으로 혈관이 확장되고 면역이 올라갈 때, 갑상선염세포·독소·노폐물 등이 제거되는 과정에서 아프고 열나고 붓는 증상이 나타난다.

## 10. 호전반응을 막는 대증요법제

현대의학은 병의 원인을 제거하기보다는 병의 증상을 개선시키는 방향으로 발전해왔다. 그래서 현대의학을 대증의학이라고도 부른다. 병원에서 처방되는 약의 90% 이상이 대증요법제라고 해도 과언이 아니다.

지붕에 구멍이 나서 빗물이 샐 경우 현대의학은 방바닥에 떨어진 빗물을 닦는 방식인 반면, 자연의학은 구멍난 지붕을 직접 수리하는 방식으로 질병을 치유한다.

우리 몸에 생명력, 즉 자연치유력이 남아있다면 발병하기 전 상태로 몸을 원상회복시키기 위해서 치열하게 발버둥을 친다. 이것이 호전반응이다. 이 반응을 질병의 부분, 즉 악으로 규정하고 강하게 막는 약이 대증요법제다. 몸에서 일어나는 세포복구반응인 자연치유반응을 대증요법제로 강력하게 억제할 경우 혈관이 닫히고 독소가 축적되어 암과 만성난치성질환이 발병하게 된다.

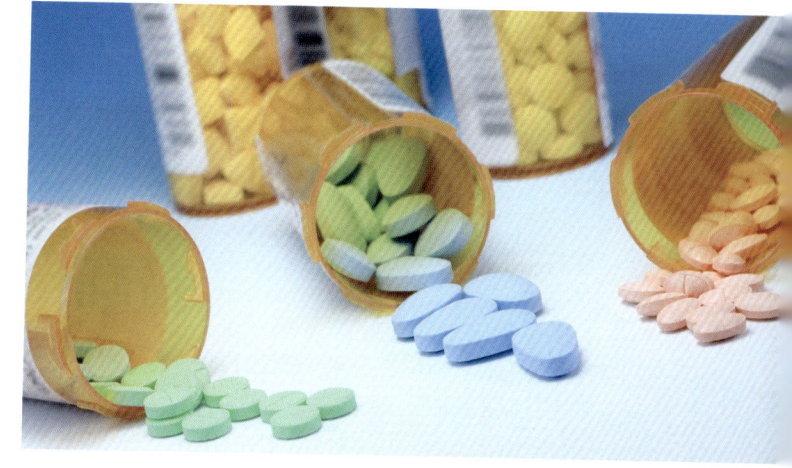

① 진통소염제

혈관확장·통증·발열을 유발하는 자연치유호르몬인 PG프로스타글란딘의 합성을 억제하여 호전반응인 혈관확장 및 통증과 부종을 억제한다. 혈관확장 및 통증과 부종이 억제되면 면역세포와 면역효소계가 불활성화되어 염증세포과 종양세포를 제거할 수 없다.

② 해열제

혈관확장·통증·발열을 유발하는 자연치유호르몬인 PG프로스타글란딘의 합성을 억제하여 발열을 억제한다. 해열제로 혈관확장과 발열이 억제되면 면역세포와 면역효소계가 불활성화되어 독소와 노폐물, 그리고 질병세포의 제거는 불가능해진다.

③ 항생제·항균제

면역활성화 물질을 분비하는 장내유익균을 사멸시켜 면역작용을 억제한다. 장내유익균은 장의 소장과 대장에 존재하는 인체에 유익한 세균으로 면역효소와 소화효소를 분비하여 인체의 면역기능과 소화능력을 증진시키는 역할을 한다.

④ 면역억제제

스테로이드와 시클로스포린 등의 면역억제제는 독소와 노폐물 등을 제거하는 면역세포의 공격능력을 둔화시켜 면역작용을 억제한다. 면역작용이 억제되면 통증·발열·부종 등의 호전반응은 나타나지 않지만 모든 세포의 수명은 짧아진다.

⑤ 항암제

항암제는 암세포의 분열을 억제할 뿐만 아니라 정상세포와 면역세포의 분열과 성장을 억제한다. 항암제로 일부 암의 크기를 줄일 수 있어도 결코 암을 죽일 수 없다. 오히려 정상세포를 공격하여 새로운 암세포를 만드는 강력한 발암물질로 작용한다.

또한 항암제는 혈관을 닫게 하고 백혈구를 죽여 자연치유력을 현저하게 떨어뜨린다.

⑥ 마취제

대부분의 마취제는 혈관을 수축하고 정상세포와 면역세포의 활동성을 약화시켜 자연치유반응을 억제한다.

⑦ 항히스타민제

면역세포인 마스트셀에서 분비되는 면역물질인 히스타민의 분비를 억제함으로써 면역반응을 억제한다. 가려움증은 해결할 수 있지만 염증을 만성화시킨다.

⑧ 위산분비억제제

위산은 위점막세포에서 분비된다. 라니티딘, 오메프라졸 등의 위산분비억제제는 타 조직에서 분비되는 각종 효소와 호르몬의 분비를 억제시켜 유익한 면역반응을 억제한다. 속쓰림은 개선할 수 있지만 간손상과 헬리코박터균의 성장을 촉진시켜 위궤양과 위암을 유발할 수 있다.

⑨ 혈당강하제·인슐린

혈당강하제와 인슐린은 인체에 강력한 스트레스와 독소로 작용하여 새로운 염증을 유발하며 자연치유력을 저하시킨다. 또한 혈당강하제의 혈당강하 효과는 보통 1주일 정도밖에 지속되지 않으며 당뇨합병증의 예방효과는 거의 없다.

⑩ 혈압강하제

혈압강하제는 심장과 관상동맥의 기능을 약하게 하여 허혈성 심혈관 질환과 불안증을 유발하고 혈류를 떨어뜨려 자연치유력을 저하시킨다. 고혈압약을 장기간 복용하면 우울증과 심장마비에 걸릴 확률이 높아진다.

⑪ 콜레스테롤 합성억제제
콜레스테롤은 간에서 합성된다. 콜레스테롤 합성억제약은 간의 콜레스테롤 합성효소의 생성을 억제할 뿐만 아니라 간에서 생성되는 다양한 해독효소의 합성을 억제시켜 전체 해독기능을 저하시킨다.

## 11. 호전반응에 대한 궁금증 Q&A

A. 위장질환

Q1 위암과 악성위궤양으로 아로니아 C3G와 노유파 지방산을 섭취하는 70대 남성입니다. 자연요법을 실시하자마자 바로 속이 메슥거리고 3일이 지나자 가스가 차며 헛배가 부르고 설사와 검은색 변이 나오기 시작했습니다. 배가 약간 아프고 열은 나지 않는데 암이 좋아지는 건지 걱정됩니다. 이것도 호전반응인가요?

A1 자연요법을 실시하여 부교감신경이 활성화되면 혈관이 열리면서 분비와 배설기능이 촉진되고 면역세포가 암세포를 제거하는 등 자연치유 과정에서 위와 같은 치유반응들이 나타나게 됩니다. 보통은 약 3~7일 정도 호전반응이 지속되지만 체력과 질병의 크기에 따라서 호전반응의 세기와 기간은 달라질 수 있습니다.

건강해지는 호전반응이므로 자연요법을 중단하지 말고 계속 실시하도록 합니다.

Q2 만성위염과 심근경색·고혈압·당뇨병으로 아로니아 C3G와 노유파 지방산을 섭취하는 50대 여성입니다. 아로니아 C3G를 복용하면 바로 속이 너무 쓰리고 메슥거림 증상이 있습니다. 하지만 복용 후 1시간 정도 지나면 속이 편안해집니다. 위염이 악화되거나 다른 염증이 생기는 것이 아닌지 걱정됩니다. 어떻게 복용해야 하는지요?

A2 대부분의 만성위염 환자들은 저산증과 뮤신(위점막보호물질) 부족증을 함께 가지고 있습니다. 이때 천연 구연산이 풍부한 아로니아 C3G를 직접 복용할 경우 위염세포를 직접 자극하므로 일시적인 속쓰림과 메슥거림 증상이 나타날 수 있습니다. 손상된 위점막의 위샘세포가 복구되어 위산과 뮤신이 정상적으로 분비될 때까지는 아로니아 C3G를 물에 희석하여 식후에 복용하도록 합니다.

### B. 폐질환

Q 소세포 폐암으로 아로니아 C3G와 노유파 지방산을 섭취하는 40대 남성입니다. 섭취한 지 10일 후부터 잔기침과 누런 가래가 심해져서 병원에 가보니 폐렴증상이 있다고 하면서 항생제과 소염제를 처방해주었습니다. 이럴 때 자연요법을 중지하고 병원약을 복용해야 하나요? 아니면 같이 병용해야 하나요?

A 자연요법으로 자연치유력이 상승하면 폐암세포와 독소, 그리고 폐

의 노폐물을 제거하는 치유과정에서 기침과 가래가 동반됩니다. 이때 병원에서 처방해준 대증요법제로 치유반응을 억제해선 안됩니다.

오히려 대증요법제 대신 자연요법제인 아로니아 C3G와 노유파 지방산을 증량하여 치유반응을 촉진시키는 것이 좋습니다.

## C. 장질환

Q 대장암으로 자연요법을 하는 40대 여성입니다. 아로니아 C3G와 노유파 지방산을 섭취하기 전에는 식사를 하면 배가 아프고 가스가 거의 나오지 않고 변을 보기가 무척 힘들었습니다.

자연요법을 한 후로 배가 너무 아프고 대변에 선홍색 피가 섞어 나옵니다. 다만 가스는 예전보다 많이 배출되고 있습니다. 호전반응이라는 생각은 들지만 너무 아프고 피가 많이 나오는데 자연요법을 중지해야 될까요?

A 자연요법으로 장운동기능과 배설기능이 활발해지면 복통이 유발되고 가스가 대량 방출됩니다. 또한 출혈은 활성화된 면역세포가 대장암세포를 공격하여 제거할 때 주변 혈관이 손상되면서 나타나는 치유반응으로 보통 제거된 암세포와 같이 배출됩니다.

대장출혈과 가스생성은 대장암의 자연치유에 매우 중요한 반응이므로 자연요법을 중지해선 안되며 오히려 아로니아 C3G와 노유파 지방산을 증량해서 집중치유해야 합니다.

D. 신장질환

Q 만성 당뇨병으로 발생한 망막증과 신부전증을 앓고 있는 50대 환자입니다. 아로니아 C3G와 노유파 지방산을 섭취한 지 1달 정도되는데 혈당과 피로는 많이 개선되었지만 눈물이 나고, 눈이 충혈되면서 몸이 붓고, 몸이 가렵고, 피부가 붉게 부어오르는 증상이 나타납니다. 호전반응인가요? 투석해야 하는 것 아닌가요? 병원에서는 투석을 권유하고 있습니다.

A 자연요법으로 혈관이 열리고 면역세포가 독소와 노폐물을 해독·배출시키고 줄기세포가 새로운 세포를 복구시키는 과정에서 눈물·충혈·부종·가려움증·발적 등의 호전반응이 나타납니다.

　손상된 신장은 다른 장기에 비해서 잘 회복되지 않지만 뇌세포와 마찬가지로 불가능한 것은 아니며, 줄기세포를 활성화시키는 복구요법으로 신부전과 망막증의 자연치유가 가능합니다. 병원에서 권하는 투석은 자연요법을 3개월 정도 실시한 후에 그 여부를 결정해도 늦지 않습니다.

E. 심혈관질환

Q 심근경색·동맥경화·고혈압과 당뇨병을 30년간 앓고 있는 70대 여자입니다. 현재는 모든 약을 중지하고 아로니아 C3G와 노유파 지방산을 섭취하고 있는 중입니다. 피로와 시력도 많이 좋아지고 혈압과 혈당은 아직은 약간 높지만 150 미만이며, 복용한 지 2주 후부터 가슴 등 온몸에서 심한 통증이 발생하여 참기가 힘들 정도입니다. 너무

아파서 약국에서 진통제를 샀는데 복용하면 안되나요?

A 전신통증은 30년간 만성화된 심근경색세포와 동맥경화세포, 그리고 당뇨병세포가 제거됨과 동시에 복구되면서 나타나는 자연치유현상으로 대증요법제인 진통제로 치유반응을 막으면 안됩니다.

다만 통증이 너무 심할 경우 예외적으로 자연요법제와 병용하여 부작용이 적은 진통제를 최대 3일 정도 복용하는 것은 무방합니다.

### F. 뇌질환

Q 만성두통과 우울증을 가진 50대 여성입니다. 20년 전 교통사고로 뇌를 다친 이후로 만성두통·우울증·치매증상으로 10년 이상 약을 복용하고 있었습니다. 모든 약을 끊고 아로니아 C3G와 노유파 지방산을 복용한 지 7일째에 심한 두통과 불면증, 그리고 손저림이 나타났다가 3일 후에 믿지 못할 정도로 말끔하게 사라졌습니다. 다 나은 건가요? 아니면 호전반응이 또 올 수 있나요?

A 질병세포를 제거하는 1차 호전반응은 보통 7일 이내에 나타나서 2~3일 동안 지속되는데 만일 1차 호전반응으로 질병세포가 완전히 제거되지 않았다면 30일 이후에 약 7일간 2차 호전반응이 나타나게 됩니다.

### G. 당뇨병

Q 당뇨병·백내장·망막증·고혈압 등을 가진 50대 남성입니다. 아로니

아 C3G와 노유파 지방산을 약물과 병용해서 복용한 후로 소변이 탁해지고 거품이 나타나면서 눈물과 가래가 심하게 나오고, 2달 후부터는 코피가 터지고 얼굴과 머리에 뽀루지가 심하게 나타나기 시작했습니다. 호전반응인가요? 호전반응이라면 약을 중지해야 하나요?

A 자연요법으로 상승된 자연치유력이 독소와 노폐물을 배출시키는 과정에서 나타나는 자연스러운 생리반응이므로 대중요법제로 억제하면 안됩니다.

다만 장기간 약물을 복용한 경우 금단현상이나 반사작용으로 혈압과 혈당이 급상승할 수 있으므로 서서히 약물을 중지해야 합니다. 보통은 1~3개월에 걸쳐 약물을 자연요법으로 완전하게 대체할 수 있습니다.

### H. 간질환

Q 간경화·지방간을 가진 50대 남성입니다. 아로니아 C3G와 노유파 지방산을 복용한 지 2달 정도 지나면서 잇몸과 항문에서 피가 나오기 시작하더니 몸이 피곤해지고 열이 나면서 눈도 빨갛게 충혈되고 온몸에 가려움증과 빨간 반점이 나타났습니다. 자연요법을 계속 해야 하나요?

A 자연요법을 실시하여 간염세포·간경화세포가 제거되는 과정에서 위의 출혈·가려움증·발적·피로 등의 호전반응들이 나타납니다. 간염세포·간경화세포가 완전히 제거되어 호전반응이 더 이상 나타나지 않

을 때까지 자연요법을 계속하도록 합니다.

## I. 관절질환

Q 류머티스관절염·위궤양·갑상선염 등으로 20년간 소염진통제를 복용한 60세 여성입니다. 약을 중지하고 아로니아 C3G와 노유파 지방산을 섭취한 이후로 처음엔 통증이 너무 심해서 잠을 잘 수 없었지만 복용 6개월 정도 지나서 관절통증과 속쓰림 증상은 거의 사라지고 가끔 붓고 통증이 간혹 발생하는 편입니다. 아로니아 C3G와 노유파 지방산을 계속 복용해야 하나요? 용량을 줄여도 되나요?

A 통증이 간혹 발생한다는 것은 아직 질병세포가 제거되지 않았다는 의미입니다. 약은 가급적 드시지 마시고 아로니아 C3G와 노유파 지방산을 증상이 약해진 만큼 복용량을 줄여서 섭취하시면 됩니다.

## J. 피부질환

Q 악성아토피성피부염으로 15년간 스테로이드제를 복용한 20대 남성입니다. 모든 스테로이드 연고와 약을 끊고 아로니아 C3G와 노유파 지방산을 섭취하고 있습니다. 섭취한 지 30일 정도 되어 가렵고 얼굴 전체가 진물이 나고 마르기를 반복하면서 얼굴피부가 다 벗겨졌고, 60일 정도 되니까 다시 얼굴 전체가 전달에 그랬던 것처럼 다 벗겨지고 있습니다. 치유가 되는 호전반응이란 확신은 들지만 몇 번이나 얼굴피부가 벗겨져야 완전히 치유가 되나요?

A 15년간 스테로이드제를 사용했다면 이미 피부 속에는 대량의 스테로이드호르몬이 축적되어 있다고 봅니다. 자연요법으로 혈관이 열리고 면역력이 강해지면 피부 속의 독소인 스테로이드와 아토피세포들을 색출하여 피부 안팎으로 배출시키는 작용이 나타나게 됩니다. 이런 과정에서 얼굴 전체에 진물이 나고 마르고 벗겨지는 치유현상을 볼 수 있습니다.

악성아토피환자의 대량의 스테로이드독소와 아토피세포를 완전히 제거하기 위해서는 보통 18개월에서 24개월 정도 소요됩니다. 이 기간 동안 보통 5~6회 정도의 치유반응이 나타나게 됩니다.

### K. 자궁질환

Q 자궁내막염, 생리불순, 자궁근종이 있는 40대 초반의 여성입니다. 평소에 복용하던 에스트로겐과 경구용피임약을 중지하고 아로니아 C3G와 노유파 지방산을 섭취한 지 30일 후 생리가 아닌 자궁출혈과 더불어 아랫배가 심하게 아프고 손바닥에 습진이 생기면서 어지럼증과 가려움증이 동시에 나타났습니다. 호전반응이 맞나요? 출혈은 왜 생기며 빈혈이 생기진 않나요?

A 에스트로겐과 경구용피임약은 우리몸의 자연치유반응을 강력하게 억제하는 합성호르몬입니다. 이런 합성호르몬들은 자궁과 난소, 그리고 유방 등 생식관련세포를 손상시키는 독소로 작용합니다. 위 반응들은 자연요법으로 면역력과 혈류력이 강화되어 질병세포를 제거하는 과정에서 나타나는 호전반응입니다.

혈관이 확장되어 독소와 노폐물을 제거하는 과정에서 출혈과 손바닥발진, 그리고 현기증이 나타나는 것입니다. 호전반응에서 나타나는 출혈은 노폐물을 배설시키는 정상적인 출혈이기 때문에 압박 등에 의한 대량출혈이 아니면 빈혈이 생기지는 않습니다.

# 12. 호전반응과 자연치유 사례

## 유방암

김정인, 포항, 60대, 여

저는 61세 된 여성입니다. 39세 때부터 당뇨라는 지병을 갖고 20년이 넘게 당뇨약을 복용하였으며, 신경을 많이 쓰는 직장에서 근무를 했기 때문에 여러 지병이 있었습니다.

오십견이 양어깨에 찾아와 심한 통증으로 밤이면 잠을 잘 수도 없을 정도였습니다. 팔과 어깨의 통증으로 몇 년 동안 심한 고통을 겪으면서 서울대병원 통증클리닉에서 주사도 맞아보고 한의원에서 침과 쑥뜸 치료도 받아봤지만 별다른 효과를 보지 못했었죠.

그리고 당뇨약을 오랫동안 복용하다 보니 오후만 되면 눈에 안개가 낀 것처럼 시야가 잘 보이지 않고 몸 전체가 피로에 흠뻑 젖어 삶의 의욕을 잃고 심한 우울증에 시달렸습니다.

그러던 2008년 3월 중순경, 제게 또 다른 시련이 찾아왔습니다. 오른쪽 가슴에서 딱딱한 몽우리가 발견되어 병원에서 검사를 해보니 유방암2기라고 하네요. 4월 12일 서울대병원(노동영 박사)에서 수술을 받고, 8번의 항암치료와 한달반 동안 매일 방사선치료를 받았습니다. 제 모습은 정말 말이 아니었습니다.

힘겹게 생활을 하고 있을 무렵, 제일 아끼고 사랑하는 후배에게 아로니아 C3G와 노유파 지방산을 전달받고 효과를 믿기보다는 후배의 따뜻한 마음 때문에 복용을 시작했습니다.

　복용 후 15일이 지나면서 치유반응이 시작되었습니다. 후배가 느낀 것과 똑같이 자고 일어나면 눈을 뜰 수 없을 정도로 눈곱이 끼었습니다. 감기몸살처럼 몸이 아프기 시작하더니 가래와 기침으로 밤을 지새워야 했습니다. 사람 몸 속에 이렇게 많은 노폐물이 있을까 싶을 정도로 많은 노폐물들이 나왔습니다.

　<u>제일 많이 아프던 어깨와 팔이 더 심하게 아팠으며, 손등이 부어 손을 움켜쥘 수도 없었습니다. 엄지손가락이 굽어지지 않아 글씨를 쓸 수도 없을 정도였지요. 정말 심한 치유반응을 겪었지만 그때마다 후배의 독려로 견딜 수 있었습니다.</u>

　그러다 보니 벌써 아로니아 C3G와 노유파 지방산을 복용한 지 2년이 되었습니다. 지금은 책을 읽을 때 안경을 끼지 않아도 될 정도로 눈의 피로가 나아졌으며, 정신과 육체 모두가 깨끗해진 느낌입니다.

　수술 후 복용하던 약들은 일체 먹지 않으며, 특히 장복하던 당뇨약도 이제는 복용하지 않아도 생활에 지장이 없을 정도입니다. 어깨와 팔도 좋아져서 운동도 할 수 있고, 손등의 부기도 빠지고 손가락도 마음껏 글씨를 쓸 수 있을 정도입니다. 저처럼 많은 분들이 아로니아C3G와 노유파 지방산과 인연을 맺어 질병의 고통에서 해방되길 기원합니다.

## 갑상선암, 후두암
김윤희, 서울, 50대, 여

2007년 갑상선암이 발생해 수술을 했으나 암세포가 후두로까지 전이되었습니다. 재수술을 권유받았으나 포기한 상태였죠.

숨을 쉬는 것조차 힘들었던 2010년 9월말, 지인으로부터 암예방에 좋다는 아로니아 C3G를 받았습니다. 그러나 건강식품을 신뢰하지 않던 저는 아로니아 C3G를 미뤄놓았다가 약 한 달 뒤부터 복용하게 되었습니다.

처음 받은 양의 반쯤 먹으니 호전반응이 오기 시작했습니다. <u>손,발, 온몸이 가렵기 시작하더니 피로가 오고 손등에 혈관도 불거졌습니다.</u> 일주일 정도 지나니까 아침에 눈을 뜨면 피로가 많이 없어진 것이 느껴졌습니다. 손등에 불거진 혈관도 사라졌습니다.

현재는 호전반응을 이겨내고 플라자 상점 직원으로 출근하고 있습니다. 늘 아로니아 C3G에 감사하며 살고 있습니다.

### 양성종양

이미순, 서울, 50대, 여

약 10년 전 혈전이 뭉친 것처럼 점과 비슷한 것이 뒤쪽 허벅지와 엉덩이 사이에 시커멓게 생겼습니다. 병원에 가지 않고 없애보려고 점처럼 생긴 부분에 나쁜 피를 빼내는 부항을 시도했습니다. 이후 잠깐 좋아지는가 싶더니 다시 생기더군요.

이번에는 이명래 고약을 붙여보았습니다. 바늘로 구멍을 내어 붙이고 나니, 점처럼 생긴 부분에 물집이 잡힌 듯 부풀어 올랐다가 터지기를 반복한 후 다 나은 것처럼 보였습니다. 그런데 다시 부풀어 올랐던 부분이 터지지 않고 딱딱하게 자리를 잡게 되었습니다. 일상생활에 지장이 있는 상태로 몇 년을 지냈습니다. 골프공보다 크게 자리잡은 혹 때문에 치마만 입어야 했고, 매번 앉을 때마다 불편함과 아픔이 동반되는 상태였습니다.

그러던 때 아로니아 C3G 정보를 듣게 되어 장봉근 박사님을 만났고, 몸 내부에 생긴 종양이 치유되었다면 외부의 종양도 치유될 수 있다는 생각을 하게 되었습니다. 아로니아 C3G를 먹은 지 5일 뒤부터, 먹기도 하고 매일 화장솜에 듬뿍 묻혀 혹 부위에 감싸듯 밴드로 24시간 고정시켜놓았습니다.

<u>열흘쯤 뒤부터 혹에서 출혈이 시작되고 이틀 후부터 조그만 혈전 덩어리가 나오기 시작하기를 며칠을 반복했습니다.</u> 혹 부위

는 출혈과 혈전으로 인해 살속까지 깎여나갔고, 이내 살속 깊이 자리잡았던 몸 내부의 종양이라고 할 수 있는 것이 몸 밖으로 빠져나왔습니다. 그 뒤 약간의 출혈이 있었지만 이내 멈추었고, 깊게 파인 상처는 열흘 정도 지난 지금 거의 아물었습니다.

지난 10여년간의 고통스러웠던 생활에서 벗어나 매우 편한 일상을 보낼 수 있게 된 거죠. 우연한 기회에 찾아온 아로니아 C3G 골드와의 만남 덕분에 거짓말 같은 체험을 하게 되었습니다.

### 고혈압, 동맥경화, 뇌경색, 당뇨병
이숙재, 서울시, 60대, 남

35년 동안 고혈압약을 꾸준히 복용하던중, 합병증으로 2년전에 뇌경색 판정을 받았습니다. 뇌경색이 15군데나 생겨 수술도 할 수 없는 상황이었고, 6개월에 한 번씩 정기적으로 검진을 받아야 했습니다. 혈압이 오르면 매일 쓰러지기를 몇 번이나 반복하고, 하루도 고혈압약이 없이는 생활할 수 없었고, 혈압이 오르면 혼자서 부항으로 일시적으로 혈액순환이 될 수 있도록 처치해야 했습니다.

민간요법으로 고혈압과 뇌경색에 좋다는 약초는 모두 구해 먹으며 혈압약에 의지하는 나날을 보내고 있었습니다. 그러던 2010년 4월 11일, 손녀로부터 아로니아 C3G를 선물받았습니다. 심혈관 질환에 좋다고 해서 그날부터 복용하던 모든 약을 중단하고 하루에 30ml씩 섭취하기 시작하였습니다.

복용한 지 이틀 후에 호전반응으로 심한 감기몸살을 앓았습니다. 자연요법에 대해서 알고 있었던지라 이런 반응이 호전반응이라는 걸 알고, 그럴수록 약을 복용하지 않고 오히려 아로니아 C3G를 더 섭취하였습니다. 현재 약 4개월 정도 꾸준히 아로니아 C3G를 복용하고 있고, 고혈압약을 전혀 먹지 않은 채 건강하고 즐거운 생활을 하고 있습니다.

### 고혈압, 관절염, 하지정맥류
이순하, 충남 천안시 동남구, 64세, 여

저는 아로니아 C3G를 9월부터 먹었습니다. 보이는 것에 비해 몸이 많이 허약하고 아픈 곳이 많았습니다. 관절이 나빠서 외출하고 집에 돌아오면 무릎이 부어서 잘 걷지도 못하고 앉지도 못하는 고통에 시달렸습니다. 아로니아 C3G를 먹고나서는 언제 그랬냐는 듯이 아팠던 무릎 통증이 없어졌습니다. 아로니아를 먹고 면역반응이 빠르게 나타났습니다.

저희 남편은 해병대 출신으로 베트남에 다녀와서 고엽제 후유증으로 많이 힘들어 하고 있었습니다. 그런 남편에게 아로니아를 권했더니 처음에는 화를 냈습니다. 그래도 좋은거니 먹어보라고 했고, 먹기 시작하면서 더 증상이 심해지는 듯했습니다. 잠을 못자고 가려움도 심해지더니 어느 순간 가려움증이 없어졌다고 했습니다. 그러면서 저와 남편은 아로니아 C3G를 더 열심히 챙겨 먹었습니다. 둘다 혈압이 높아서 혈압약을 매일 먹었는데 지금은 혈압약 끊은 지 3개월이 지났습니다.

그리고 저는 하지정맥도 있었는데 어느샌가 없어졌습니다. 좋은 거라며 챙겨먹던 아로니아 C3G가 정말 몸을 건강하게 만들어 주었습니다. 저희 가족은 이제 아로니아가 없으면 못살 정도로 팬이 되었습니다.

### 당뇨, 고혈압, 비만
전지현, 경기 용인시, 70세, 여

저는 현재 70세입니다. 어려서부터 허약한 체질로 태어나 결혼 전에는 체중이 40킬로그램을 넘지 않고 추위를 너무 많이 타서 5월까지 스웨터와 두툼한 바지를 벗지 못하고 10월부터 다시 스웨터와 바지를 착용하고 다녔습니다.

결혼 후에는 임신중독증으로 고생하고, 과식과 폭식, 출산을 거듭하면서 체중이 30킬로그램이나 늘었습니다. 몸이 무겁다 보니 다리 관절이 아프고 고관절에 염증이 생겼고, 급성췌장염과 급성신장염 등의 병이 찾아왔습니다. 그래도 혈압과 당뇨가 있다는 것은 몰랐습니다.

어느 날 쓰러지면서 몸을 움직일 수가 없고 말도 어눌해지면서 한 발자국도 걸을 수 없었습니다. 혈압이 230이나 되고 당뇨, 혈압, 고지혈, 동맥경화, 심근경색이라는 병들과 동거를 시작하게 되었지요. 그렇게 약 30년간 혈압, 당뇨약을 복용하였습니다. 약물중독으로 인해 간에 엄청난 피로를 느끼면서 뒷가슴이 칼로 에이는 것처럼 아팠습니다. 몸이 무겁고 만사가 귀찮고 괴로워 차라리 잠자듯 죽었으면 좋겠다는 생각도 했습니다.

그즈음 친지로부터 아로니아 C3G와 노유파 지방산을 선물로 받아서 먹기 시작했는데 2주 후부터 치유증상이 나타나기 시작했습니다. 아픈 곳들이 너무 많아서 견딜 수가 없었습니다. JBK 자연의학연구소 장봉근 원장님과 상담해보니 몸에 이로운 치유반응이니 진통제를 복용하지 말고 자연요법을 실시하라고 하셔서 그대로 실천하였습니다.

그런데 어느 날 통증이 사라지면서 30년 가까이 복용했던 혈압약과 당뇨약을 먹지 않고 있습니다. 현재 혈당과 혈압은 정상보다는 약간 위지만 피로감도 사라지고 컨디션은 매우 좋습니다. 섭취한 지 3개월이 되어가는데 피부색도 좋아지고 체중도 10킬로그램 정도 빠졌습니다.

자연치유라는 것이 지금까지 양약에 매달리던 저에게는 생소한 말이지만, 혈압약과 혈당약을 먹지 않고 있는데도 좋은 컨디션을 유지하며 불안하거나 걱정되지 않습니다. 아로니아 C3G와 노유파 지방산을 지속적으로 섭취하며 자연치유에 대한 믿음을 갖고 실천하여 노후를 건강하게 살고 싶습니다.

### 당뇨, 녹내장, 백내장, 망막증, 고혈압
권오직, 경기 수원시, 50대, 남

저는 수원에 사는 50대 초반의 남성입니다. 20여 년 전에 당뇨병 확진을 받고 병원치료를 받아왔습니다. 당시에는 몸무게가 76킬로그램 정도였는데 시간이 지나면서 10킬로그램 이상 줄어 들었고, 약 5년 전에는 여러 가지 사정으로 10개월간 혼자 지내게 되면서 업무 과중과 심한 스트레스 때문에 체중이 47킬로그램까지 줄게 되었습니다. 그리고 만성 고혈압과 당뇨 합병증으로 손발이 저리고 다리에 쥐가 나며 시력이 저하되어 병원을 더 자주 찾게 되었습니다.

병원을 자주 찾다 보니 많은 약을 복용하게 되었고, 그러다 보니 구토, 변비, 어지러움증 등 고통 속에서 지내왔습니다. 특히 시력은 날이 갈수록 떨어져서 의사의 권유대로 여러 치료를 받다가 2010년 3월에는 수술까지 받게 되었습니다. 안구건조증, 백내장, 당뇨성녹내장, 망막박리증의 병명을 갖고 있던 저는 시력 회복보다는 실명을 최대한 늦추기 위한 수술을 받게 된 거죠.

그러나 수술 한 달 후 퇴원할 때에는 이미 왼쪽 눈은 보이지 않았고 오른쪽 눈만 겨우 1미터 이내의 사물을 구분할 수 있을 정도였습니다. 내 문제가 아닐 것 같던 장애가 어느덧 나의 현실이 되었습니다. 도저히 인정할 수가 없더군요. 앞을 보지 못한다는 절망감은 저를 더욱 실의에 빠지게 했고, 사업마저 더 이상 운영할 수 없어 집에서 하루하루를 견뎌내는 일상이었습니다.

그때 아내가 권해 아침 저녁으로 눈에 좋은 것이라면서 먹기 시작한 것이 아로니아 C3G였습니다. 처음에는 무엇인지도 모르고 먹었는데 한달 쯤 지나니 눈물이 나오고 가래가 나오기 시작했습니다.

<u>먹기 시작한 지 두달 쯤 되었을 때 제가 먹는 것이 아로니아 C3G라는 것을 알게 되었고, 그 후에는 제가 직접 챙겨서 먹었습니다. 마시는 양도 약간씩 늘리기 시작했습니다. 하지만 코피가 나오고 머리, 얼굴 등에 뾰루지가 나고 호전반응이 심하게 나타났습니다.</u>

그렇게 아로니아 C3G를 마신 지 3개월쯤 지났을 때, 어느날 아침 눈을 떠 습관적으로 창문을 보니 뿌옇던 창틀이 선명하게 보이더군요. 너무 놀라 벌떡 일어나 창가로 가서 밖을 보니 건너편 아파트의 윤곽이 보이고 벽에 쓰인 동 표시 숫자가 눈에 들어왔습니다. 그 기쁨은 말로 표현할 수가 없었습니다. 가슴 벅찬 감격이었습니다.

이후로 더욱 더 아로니아 C3G를 찾아서 먹게 되었고 시력이 조금씩 계속 좋아짐을 느낄 수 있었습니다. 지금은 많이 좋아진 상태에서 당뇨, 고혈압약을 복용하지 않으면서 눈에는 안약만을 넣고 있습니다.

    최근에는 혼자 엘리베이터를 타야 하는 경우가 있었는데, 엘리베이터의 숫자판이 보여 너무 기뻤습니다. 누구나 쉽게 할 수 있는 것이라 생각되지만 저에게는 너무나 큰 기쁨이었습니다. 요즘은 제가 직접 체험한 아로니아 C3G를 다른 분들께도 알려야겠다는 사명감을 느낍니다. 저는 이제 아로니아 C3G 마니아가 되었습니다.

## 악성 아토피성피부염

김재진, 대전시 유성구, 24세, 학생, 남

우리 아이는 초등학교 4학년 때 아토피성피부염이 생겼습니다. 시간이 지날수록 점점 심해지면서 등을 심하게 긁으면 등이 핏물로 범벅이 되어 제대로 잠을 잘 수도 없을 정도였지요. 얼굴에도 온통 아토피가 생겨 유명하다는 병원과 한의원에서 치료를 받아봤지만 약을 복용할 때만 잠시 나아지다가 다시 더 악화되곤 했어요.

외출을 할 때는 꼭 모자를 눌러쓰고 마스크로 온통 얼굴을 가린 채 외출을 해야할 정도였습니다. 팔과 다리가 접히는 부분은 더욱 심해, 갈라진 논바닥처럼 피부가 변하고 갈라진 피부 사이로 핏물이 엉겼습니다.

만지면 부서져버릴 것 같은 피부에서 윤기라고는 전혀 찾아볼 수 없었습니다. 심한 경우엔 온몸에 붉은 반점이 생기고 모두 곪아 버리는 바람에 2차 감염이 되어 두 번씩이나 입원을 했습니다.

20대의 젊은 나이에 멋 한번 부려보지 못하고, 여름이 되면 윗옷에 핏자욱이 번져 보이고 가려워서 두 손으로 두드리는 소리에 밤잠을 못자는 아이를 볼 때마다 가슴이 먹먹해진 수많은 날들…. 어느 날 지인의 소개로 JBK 자연의학연구소 장봉근 원장님을 만나 아로니아 C3G와 노유파 지방산의 설명을 듣고 난 후, 며칠 뒤 제 아들과 소장님과의 첫 만남에서 18개월에서 24개월 정도 아로니아 자연요법으로 치료하면 반드시 완치될 수 있다는 말씀을 들었습니다.

그 이후로 소장님이 직접 만들어주신 아토피 자연요법에 따라 꾸준히 아로니아 C3G와 노유파 지방산을 섭취했습니다. 약 한 달이 되면서 온 얼굴에 진물이 생기고 마르고 또 생기기를 반복하면서 얼굴 피부가 다 벗겨지자 덜컥 겁이 나서 포기하고 다시 병원에 가고 싶었는데 소장님께서 자연치유되는 좋은 반응이니까 긍정적인 생각을 가지고 참고 견뎌야 한다고 말씀하셨습니다.

이와 같은 치유반응이 몇 번 반복되면서 점차적으로 육안으로도 확인할 수 있을 정도로 좋아지기 시작하고, 가려움의 고통도 점점 사라졌습니다. 장소장님이 말씀하신대로 마침내 지난 10년간 온 몸의 피부 전체가 아토피였던 우리 아들의 피부가 이제는 그 어디서도 아토피의 흔적을 찾을 수 없을 정도로 완전히 다 나았습니다.

암보다 더 무서운 것이 아토피라고 생각합니다. 그렇게 고치기 힘든 악성 아토피를 고쳤다는 생각을 하면 꿈만 같습니다. 악몽과 같았던 지난 날, 지인으로 인해 만났던 장봉근 원장님의 말씀에 믿음과 선택을 하게 해주신 하느님께 감사드리며, 저와 아들은 아로니아와 노유파을 통해 악성 아토피를 고쳐주시고 새 삶과 희망을 주신 장봉근 원장님에게 진심으로 감사드립니다.

아토피로 고생하는 모든 분들에게 저와 아들의 체험담을 꼭 보여드리고 아토피 치료에 도움이 되고자 하는 마음으로 체험수기를 올려봅니다. 오늘도 아로니아 C3G와 노유파 지방산으로 새 삶을 살게 된 제 아들의 환한 웃음과 기뻐하는 모습을 볼 때마다 꿈만 같습니다.

### 동맥경화, 수족저림, 두통

김영숙, 서울시 서초구 방배동, 59세, 주부

2년 전 가을, 위와 대장 내시경을 통해 5개의 용종을 제거하고 다음 해 또 다시 대장의 용종을 추가로 제거했습니다. 가슴에서도 혹이 발견돼 맘모톰이라는 수술로 혹을 제거했고요. 그 뒤로 몸 상태가 너무 안 좋아졌습니다.

가끔은 머릿속 회로가 엉키는 느낌, 구름이 끼어있는 느낌, 멍한 느낌 등이 여러 번 스쳐갔습니다. MRI검사를 받아야겠다는 생각을 했지만 겁이 나서 선뜻 결정할 수 없었습니다. 혹시나 하는 마음에 한달여 간 한약을 복용했지만 큰 효과를 보지 못하고 손이 저린 증상까지 나타나게 되었습니다.

그러던 차에 아로니아 C3G와 노유파 지방산을 소개받게 되었습니다. 반신반의하는 마음으로 복용을 시작한 결과, 일주일만에 손저림 증상이 사라지고 20일 후 심한 두통이 나타났습니다. 확인해보니 치유반응이라더군요. 3~4일 정도 지나니 머리가 맑아지면서 날아갈 듯한 기분이었습니다. 수년 전 교통사고 후유증이 사라진 것입니다.

그런데 중요한 것은 나의 이러한 증상들이 동맥경화가 진행중이었기 때문이라는 것을 알게 된 거예요. 얼마나 놀랐던지. 치료 시기를 놓쳤더라면 어땠을까, 생각만 해도 아찔합니다.

### 시력 약화, 소변불리
김화선, 서울시 강남구, 50대, 여

서울에서 20년간 직장생활을 하다 최근 10년 간 개인사업을 하고 있는 50대 중반 여성입니다. 어느 날부턴가 눈이 침침해지고 소변을 자주 보게 되었고, 소변이 몹시 탁하고 오후면 일을 하기 괴로울 정도로 피곤이 몰려왔습니다.

2010년 8월 말부터 지인의 권유로 아로니아 C3G를 하루에 20ml 정도 아침저녁으로 먹게 되었습니다. 일주일 정도 먹고 난 후 더욱 눈이 침침해졌고, 소변도 더욱 탁해졌습니다. 원장님에게 이야기를 드렸더니 호전반응이라며 꾸준히 복용할 것을 권하더군요.

3개월이 지난 현재는 작은 글씨도 볼 수 있을 정도로 눈이 밝아졌고, 소변 횟수와 색깔이 정상으로 돌아왔습니다. 다른 약을 복용하지 않고도 이런 결과를 얻었다는 것이 신기할 뿐입니다.

아로니아 자연치유 시리즈 01 _ 호전반응